老年照护
图解丛书
——老年养心趣谈

主　审　王　松

主　编　黄　霞

副主编　李　霞　王海燕

U0199469

编　者（以姓氏笔画为序）

王　芳（青岛大学附属医院）　　张衍水（青岛大学附属医院）

王立艳（青岛大学附属医院）　　陈　俍（青岛大学附属医院）

王艳丽（青岛大学附属医院）　　陈元甲（青岛大学附属医院）

王海燕（青岛大学附属医院）　　陈代利（青岛大学附属医院）

尹　娜（青岛大学附属医院）　　陈明颖（青岛大学附属医院）

卢晓虹（青岛大学附属医院）　　周　燕（青岛大学附属医院）

田　敏（青岛大学附属医院）　　庞伟苹（青岛大学附属医院）

刘　芳（青岛大学附属医院）　　赵子菁（青岛大学附属医院）

孙　璐（青岛大学附属医院）　　赵明明（青岛大学附属医院）

杜亚男（青岛大学附属医院）　　郝宗佳（青岛大学附属医院）

李　杨（青岛大学附属医院）　　荣山伟（青岛大学附属医院）

李　霞（青岛大学附属医院）　　胡　建（青岛大学附属医院）

宋艳艳（青岛大学附属医院）　　高　琴（青岛大学附属医院）

张　艳（青岛大学附属医院）　　郭　彤（青岛大学附属医院）

张　营（青岛大学附属医院）　　陶述清（青岛大学附属医院）

张　晶（青岛大学附属医院）　　黄　霞（青岛大学附属医院）

张　婷（青岛大学附属医院）　　崔伟宁（青岛大学附属医院）

张艺群（青岛大学附属医院）　　崔宏伟（青岛大学附属医院）

张成林（青岛大学附属医院）　　褚亚茹（青岛大学附属医院）

人民卫生出版社
·北　京·

图书在版编目（CIP）数据

老年养心趣谈/黄霞主编. --北京：人民卫生出版社，2021.5

（老年照护图解丛书）

ISBN 978-7-117-31503-6

Ⅰ.①老… Ⅱ.①黄… Ⅲ.①老年人–心脏血管疾病–防治–图解 Ⅳ.① R54–64

中国版本图书馆 CIP 数据核字（2021）第 080355 号

| 人卫智网 | www.ipmph.com | 医学教育、学术、考试、健康，购书智慧智能综合服务平台 |
| 人卫官网 | www.pmph.com | 人卫官方资讯发布平台 |

老年照护图解丛书——老年养心趣谈
Laonian Zhaohu Tujie Congshu——Laonian Yangxin Qutan

主　　编：黄　霞
出版发行：人民卫生出版社（中继线 010-59780011）
地　　址：北京市朝阳区潘家园南里 19 号
邮　　编：100021
E - mail：pmph @ pmph.com
购书热线：010-59787592　010-59787584　010-65264830
印　　刷：北京盛通印刷股份有限公司
经　　销：新华书店
开　　本：710×1000　1/16　印张：10
字　　数：139 千字
版　　次：2021 年 5 月第 1 版
印　　次：2021 年 7 月第 1 次印刷
标准书号：ISBN 978-7-117-31503-6
定　　价：49.00 元

《老年照护图解丛书》
编写委员会

编委会主任 吴欣娟

编委会副主任 魏丽丽 黄 霞

编 委（以姓氏笔画为序）

朱永洁 刘娅婻 吴欣娟 柳国芳 祝 凯 黄 霞 魏丽丽

编委会秘书组（以姓氏笔画为序）

吕世慧 李 丽 李 霞

总主审 牛海涛

总主编 黄 霞 魏丽丽

分册主编（以姓氏笔画为序）

朱永洁 刘娅婻 柳国芳 祝 凯 黄 霞 魏丽丽

中华护理学会 青岛市护理学会科普委员会 青岛大学附属医院 组织编写

序

随着生活水平的提高，人口老龄化已成为我国需要面临和解决的问题之一。据调查，截至 2020 年年底，中国 60 岁以上的老年人达到 2.64 亿，占总人口的 18.7%，其中超过半数患有慢性病。心脑血管疾病、退行性骨关节病、慢性阻塞性肺疾病、糖尿病等疾病的发病率最高，且大多数老年人同时患其中的 2 ～ 3 种疾病。重大慢性病过早死亡率在 2015 年高达 19.1%，《"健康中国 2030"规划纲要》提出，2030 年我国平均寿命要提高到 79.0 岁，重大慢性病过早死亡率降低至 13.37%。由此可见，加强老年人常见病、慢性病的健康指导和综合干预，强化老年人健康管理，推动老年人心理健康与关怀服务开展，推动居家老年人长期照护服务发展，是达到纲要要求和健康目标的重要手段。

随着身体功能的衰退，老年人对自身的健康状态越来越关注，迫切希望获取自我保健和居家照护等方面知识。互联网时代医学科普宣传中存在大量"害人不商量"的伪科学和"无用也无害"的非科学。由于老年人基础医学知识匮乏，辨别"伪科普"的能力欠缺，所以亟需医学专业人士本着负责、严谨及循证的原则来进行医学科普书籍的策划和编写。

《老年照护图解丛书》（以下简称"丛书"）在这样的社会背景和需求之下出版发行，著书目的与《"健康中国 2030"规划纲要》的要求以及老年人的自我照护知识需求不谋而合。丛书共 6 册，包括《老年照护图解丛书——老年养心趣谈》《老年照护图解丛书——健脑不见老》《老年照护图解丛书——老年糖友俱乐部》《老年照护图解丛书——老年护肺宝典》《老年照护图解丛书——老年"骨"事汇》《老年照护图解丛书——老年难言之隐那些事》。丛书由专业医务工作者编写，以心血管系统、神经内分泌系统、呼吸系统、运动系统、泌尿生殖系统的常见疾病为主要内容，用深入浅出的语言，结合漫画及图解的形式详细介绍老年人在居家生活、防病治病、自我照护以及他人照护等方面应该注意和掌握的方式、方法。丛书知识全面，图文并茂，指导具体，内容贴合我国的社会发展现状，表现形式符合老年人的阅读习惯，让老年朋友能从中获取健康的生活理念、积极的生活态度和科学的照护知识。《老年照护图解丛书》是一套真正切合老年人照护需求的科普知识宣传教育书籍，在提高老年人健康素养，推进老年人居家照护等方面必将发挥重要的影响和作用。

感谢丛书作者们积极响应国家政策要求，不忘医者初心、牢记健康使命，在进行繁重的医学研究、临床实践以及护佑生命工作的同时把医学知识科普化、通俗化，惠及公众。感谢他们为实现全民健康，提升全民健康素养做出的贡献。

是为序。

中华护理学会理事长　吴欣娟
2021 年 1 月

前 言

根据最新心血管疾病报告，我国心血管疾病患病人数已达 2.9 亿，心血管疾病死亡率仍居首位，而且患病率与死亡率仍处于上升阶段。随着我国人口老龄化速度不断上升，心血管疾病作为老年人常见慢性病之一，其预防和治疗是健康中国行动面临的一大挑战。

健康中国行动提倡每一个人都应关注自身健康，做好自身健康管理，做好一级预防。但是晦涩难懂的医学知识往往让人望而却步。现在，做好健康知识普及是医者的一大任务，如何用通俗易懂的语言来描述医学知识，用生动活泼的风格来吸引人们关注健康，是我们面临的一大挑战。做好心血管健康知识的宣讲工作是我国心血管疾病迎来下降拐点的关键环节。

本书针对循环系统，共分为四个部分，内容包括老年人心血管变化的特点、医生经常采用的检查手段及方法、老年人心血管疾病的治疗护理及预防心血管疾病的日常注意事项。按照疾病种类，通过漫画讲解让老年人了解到循环系统随着年龄增长发生的变化，知晓心血管疾病的高危因素，提高其预防疾病的意识。让更多的老年人关注心血管疾病的初发症状，及早就医。对就医过程中的注意事项及准备工作做相关讲解，希望老年人知晓检查的步骤、时间、注意事项等，做到有备而来。为患有心血管疾病的老年人讲解在日常生活中如何健康饮食、适度运动、合理用药等；教会老年人如何预防便秘、失眠；帮助老年人戒烟限酒、控制体重、保持良好的心情等，促进心脏康复。

希望本书可以帮助老年人形成良好的生活习惯，提高疾病预防意识，对疾病早发现早治疗有所帮助。为患有心血管疾病的老年人提供一份日常生活的小指南，希望对心血管疾病患者的照护有所帮助。祝愿每一位老年人都可以拥有健康快乐的老年生活。

　　本书编写过程中,得到青岛大学附属医院各级部门的大力支持,在此一并表示诚挚的感谢。本书全体编者都以高度负责、认真的态度参与了编写工作,但因时间和水平有限,不当之处在所难免,请各位读者在阅读本书的过程中,提出宝贵意见和建议,以求改进与完善。

黄霞

2021 年 1 月

目 录

一、做个"知心人"——老年人心血管变化的特点 … 001

(一)带您环游"心"世界 …………………………………………… 001

  1. 心脏的位置 ………………………………………………… 001

  2. 老年人心脏形态的变化 ………………………………… 002

  3. 老年人心脏功能的变化 ………………………………… 003

(二)心的供养——冠状动脉 …………………………………… 005

  1. 冠状动脉名字的由来 …………………………………… 006

  2. 冠状动脉的作用 ………………………………………… 006

  3. 老年人冠状动脉的特点 ………………………………… 007

(三)谁在控制心跳 ……………………………………………… 008

  1. 窦房结 …………………………………………………… 008

  2. 心脏传导系统 …………………………………………… 009

(四)"心"世界的门户之伤 …………………………………… 010

  1. 心脏瓣膜 ………………………………………………… 011

  2. 老年人心脏瓣膜的特点 ………………………………… 012

二、保持一颗年轻的心——老年人心脏照护篇 ……… 013

(一)居家饮食照护 ……………………………………………… 013

  1. 如何控制钠盐的摄入 …………………………………… 014

  2. 老年人无需谈脂色变 …………………………………… 016

  3. 饮水要适量,教您小妙招 ……………………………… 019

  4. 饮食多样化,网球来帮忙 ……………………………… 021

（二）居家生活照护 ･････････････････････････････････ 022

    1. 戒烟限酒的重要性 ･･････････････････････････ 022

    2. 科学控制体重 ･･････････････････････････････ 025

    3. 便秘危害多，预防有诀窍 ･････････････････････ 029

    4. 失眠烦恼多，睡前习惯很重要 ･･･････････････････ 031

（三）居家运动照护 ･････････････････････････････････ 033

    1. 心脏康复操，为心护航 ･･･････････････････････ 033

    2. 运动巧呼吸，强心又健肺 ･････････････････････ 036

    3. 运动要坚持，适度最重要 ･････････････････････ 037

    4. 户外运动好，预防感冒很关键 ･･･････････････････ 039

    5. 起卧要平稳，起床分三步 ･････････････････････ 041

（四）自我心理照护 ･････････････････････････････････ 042

    1. 健康四大基石，心理平衡很重要 ･････････････････ 042

    2. 如何保持健康心理状态 ･･･････････････････････ 044

三、查查更放心——常见心脏检查配合要点 ･･････････ 046

（一）探寻血液里心脏的秘密 ･･･････････････････････････ 046

    1. 采血前注意事项 ････････････････････････････ 046

    2. 采血后注意事项 ････････････････････････････ 048

（二）心世界的电信号——心电图检查注意事项 ･･････････････ 049

（三）揽看"心"全貌——心脏超声检查的配合要点 ･･･････････ 051

（四）生命线的质检——冠脉 CT 检查的配合要点 ････････････ 052

四、让心重新出发——老年人心脏疾病照护篇 ········· 054

(一)生命线的维护——冠心病患者的自我照护 ················· 054

1. 认识冠心病 ················· 054
2. 了解冠心病的危险因素 ················· 055
3. 老年人心绞痛的特点 ················· 056
4. 哪些情况容易诱发心绞痛 ················· 058
5. 如何缓解心绞痛 ················· 059
6. 学会识别心肌梗死 ················· 060
7. 发生心肌梗死时如何自救 ················· 062
8. 发现有人猝死,如何伸出援助之手 ················· 064
9. 如何使用除颤仪 AED ················· 068
10. 老年冠心病患者的日常饮食指导 ················· 070
11. 老年冠心病患者的用药指导 ················· 073
12. 老年冠心病患者如何运动有益身心 ················· 079
13. 心脏支架手术配合要点 ················· 080
14. 心脏支架术后的用药指导 ················· 084
15. 心脏支架术后生活指导 ················· 085
16. 冠脉搭桥手术简介 ················· 086
17. 冠脉搭桥手术的术前准备 ················· 088
18. 冠脉搭桥术后下肢水肿怎么办 ················· 090
19. 冠脉搭桥术后的生活指导 ················· 090

(二)高血压患者的自我照护 ················· 091

1. 老年高血压的诊断标准 ················· 092
2. 高血压的危害 ················· 096
3. 控制血压,学会监测很重要 ················· 100
4. 识别高血压发作症状 ················· 107
5. 如何控制高血压 ················· 108

(三)让心放松——心力衰竭患者的自我照护 ················· 117

1. 了解心力衰竭 ················· 117
2. 识别心力衰竭的早期表现 ················· 119

3. 如何避免心力衰竭的发生 ································· 120

4. 心力衰竭患者正确的体位 ································· 120

5. 心力衰竭患者饮食要点 ···································· 122

6. 心力衰竭患者用药观察要点 ····························· 123

（四）房颤患者的自我照护 ································· 125

1. 认识房颤 ·· 125

2. 房颤的危害 ·· 127

3. 了解房颤治疗小知识 ······································ 129

4. 房颤患者抗凝药物使用注意事项 ······················· 131

（五）让心重新出发——起搏器 ····························· 134

1. 起搏器——小体积，大能量 ······························ 134

2. 起搏器植入术的配合要点 ································· 136

3. 起搏器植入术后患者生活指导 ··························· 137

（六）振兴门庭——心脏瓣膜病患者的自我照护 ············· 140

1. 心脏瓣膜病的表现 ·· 140

2. 心脏瓣膜病的手术治疗 ···································· 141

3. 换瓣术后的药物监测及随访 ····························· 143

4. 换瓣术后患者日常生活指导 ····························· 144

5. 留意提示病情加重的信号 ································· 146

一、做个"知心人"——老年人心血管变化的特点

大千世界,万千变化,人们陶醉其中,流连忘返。"心"世界有什么有趣的景象? 是什么样子? 您想知道维持我们人体活动的"超级水泵"——心脏是怎样运转的吗? 想了解心脏这所"房子"里的构造吗? 想做心的好朋友吗? 老年人的"心"世界里发生了什么? 让我们进行一次"心"世界的环游之旅吧。这一章节我们就带着您去"心"世界逛一逛,做个"知心人"。

(一)带您环游"心"世界

越来越多的老年人选择走出家门旅游来丰富自己的幸福生活。但旅游的前提是拥有一颗健康、乐观、向上的"心"。让我们带您先去"心"世界,来一趟"心"的健康之旅吧。

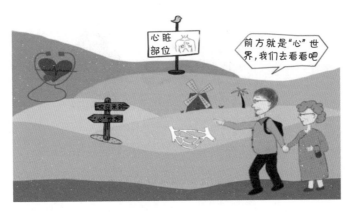

环游"心"世界

1. 心脏的位置

人的心脏在胸腔中部偏左下方,您把手放在左侧乳头的位置上就可以感受到心脏的跳动了。

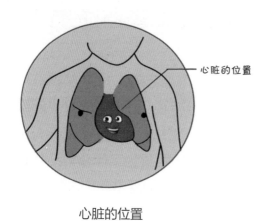

心脏的位置

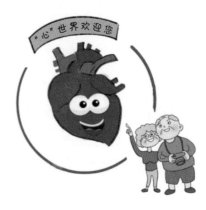

"心"世界欢迎您

2. 老年人心脏形态的变化

正常成年人的心脏大小相当于本人的拳头大小,女性的心脏通常要比男性的小且重量轻。为什么呀? 因为女人的拳头比男人的小啊! 哈哈哈……

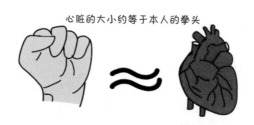

心脏的大小

心脏的形状和您吃过的鸡心、猪心差不多,现在带您进去参观参观。心脏有四个房间,房间的名字分别叫左心房、左心室、右心房、右心室。各个房间与大血管连在一起,组成血液的循环路线。

因为在房间和大血管之间有门(瓣膜)阻挡,这些门只能向一个方向开合。所以血液只能朝① → ⑪(见下图)方向流动。

随着年龄的增长,老年人的心脏会逐渐增大。心肌细胞逐渐萎缩,纤维组织增多,心肌中的脂褐素沉积,使心脏的颜色变为深褐色,心脏的收缩力逐渐下降。心内膜肥厚,心房扩大,心室容积减小,瓣膜口肥厚,瓣环扩大,部分老年人出现瓣膜口关闭不全,导致血液回流。

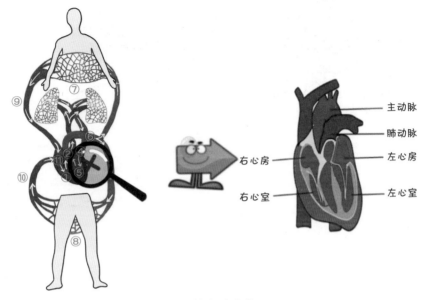

右心房
右心室
左心房
左心室
主动脉
肺动脉

环游心脏路线

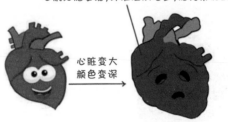

心肌细胞萎缩,纤维组织增多,脂褐素沉积

心脏变大
颜色变深

老年人心脏变化特点

3. 老年人心脏功能的变化

　　血液依靠心脏的收缩舒张在血管内流动。心脏的作用就像水泵一样,将血液泵到全身各个器官,供应养料、氧气,滋养每一个器官,使它们一起服务于我们的身体。

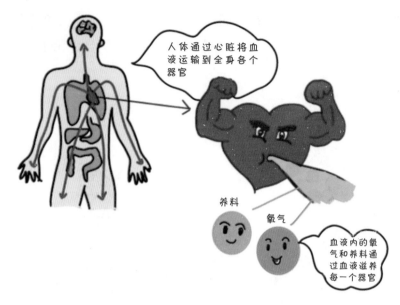

心脏的作用

随着年龄的增长，心脏的泵血功能逐渐下降，输出的血量逐渐减少。60～70 岁的老年人泵出的血液量是 20～30 岁年轻人的 60%～70%。

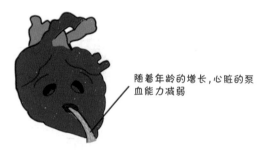

老年人心脏的泵血功能

随着年龄的增长，心脏形态发生改变，导致心脏功能不断下降，这种变化是不能避免的，但只要我们用心呵护，就可以延缓心脏的衰老。保持一颗年轻健康的心脏，就可以用心走遍世界的角角落落，享受最美夕阳红。

人在安静状态下,心脏每次泵出的血液大约有 70 毫升,人体内总共约有 4000 毫升的血液。如果按心率每分钟 75 次计算,体内的血液全部循环完需要 0.76 分钟,一天 24 小时,就要循环 1895 次,那么单循环的血液量就会达到 7580 升。换算起来大约就是 8 吨左右的血液。这么庞大的运输量,实在是让人惊叹。

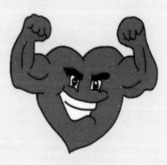

心脏的力量

(二)心的供养——冠状动脉

心脏是生命之泉,动力之源,像水泵一样不停地将血液泵向身体的各个角落,滋润哺育着每一个细胞、每一块肌肉、每一寸骨骼。那么谁来供养心脏,为它送去养料和氧气呢?

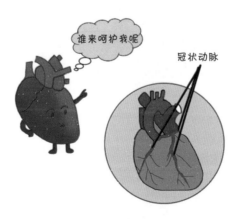

供养心脏的冠状动脉

作为血液运输的源头,心脏早就为自己的营养供应铺好了道路,它就是冠状动脉。

1. 冠状动脉名字的由来

如果把心脏看作一个头部,围绕在头顶部,几乎环绕一周的冠状动脉就像是一顶王冠,这就是冠状动脉名字的由来。

当血液由主动脉向全身各器官出发时,心脏就先为自己分了一杯羹,在主动脉根部发出了冠状动脉及其分支。冠状动脉分出了左冠状动脉和右冠状动脉。左冠状动脉又分出回旋支和前降支。这三支血管是负责为心脏供应养料、氧气的主要血管,是人体真正的生命线。

冠状动脉围绕在心脏上就像一顶王冠

冠状动脉名字的由来

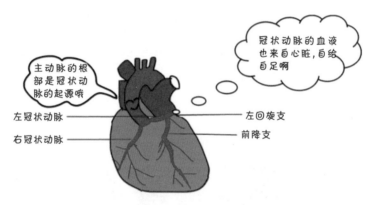

主动脉的根部是冠状动脉的起源哦

冠状动脉的血液也来自心脏,自给自足啊

左冠状动脉
右冠状动脉
左回旋支
前降支

冠状动脉的起源

2. 冠状动脉的作用

右冠状动脉、回旋支和前降支这三大支是心脏血液供应的主要通路。三大支又分出各个小支遍布于心脏的角角落落,就像树的根须扎根于泥土，只不过这次不再是索取营养，而是为心脏提供养料，承担着保证心脏生命活力的重任。

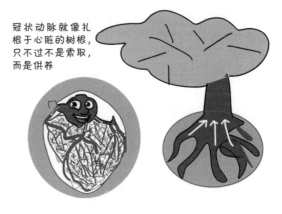

冠状动脉就像扎根于心脏的树根，只不过不是索取，而是供养

冠状动脉一直履行着自己供养心脏的重任。一旦其管路不通畅，心脏的血液运输受到阻碍，心脏就会受伤，发生缺血，严重时会引起心脏肌肉的坏死。

冠状动脉的作用

3. 老年人冠状动脉的特点

老年人的动脉弹性随着年龄的增加而降低。动脉中的胆固醇等脂质成分蓄积，会导致动脉粥样硬化斑块形成，结缔组织老化或钙化，弹性蛋白变性、消失，管腔狭窄、变硬，血流不畅，冠状动脉的储备能力下降，易造成心肌营养不良和心肌缺血。

老年人血液内的血小板数量下降不明显，但其功能有下降趋势。当老年人有冠状动脉粥样硬化时，冠状动脉里的血小板活性增加，易发生黏附，促使血栓产生。

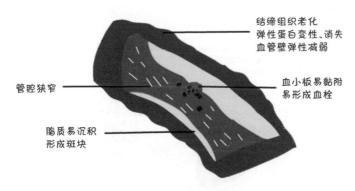

结缔组织老化
弹性蛋白变性、消失
血管壁弹性减弱

管腔狭窄

血小板易黏附
易形成血栓

脂质易沉积
形成斑块

老年人冠状动脉的特点

基于老年人冠状动脉血管的特点，老年人的心血管疾病发病率随着年龄的增长逐渐增加，生命线的质量不断下降。所以如何保障冠状动脉畅通无阻是呵护心脏最紧要的任务。

（三）谁在控制心跳

先来做一个游戏：让我们看看谁憋气的时间长？1秒、2秒……输了不必气馁，可以加强练习。再来让我们憋住心跳，看谁时间长？啊，骗人，心脏怎么会不跳呢？对啊，为什么我们控制不了心跳呢？

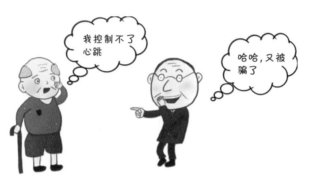

控制心跳游戏

1. 窦房结

到底是谁在控制心跳？原来是窦房结。它就像国王一样控制着心脏的跳动。

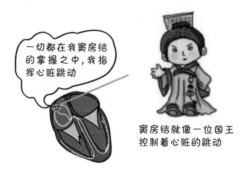

国王一样的窦房结

窦房结是心脏正常的起搏点,指挥心脏每分钟跳 60 ~ 100 次(自律性)。现在您明白为什么健康人的心跳是每分钟 60 ~ 100 次了吧。

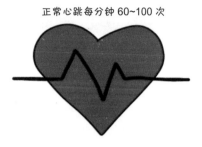

正常心跳每分钟 60~100 次

正常的心跳次数

2. 心脏传导系统

窦房结下面还有几位指挥者,组成了心脏的传导系统,是心脏的领导阶层,包括窦房结、结间束、房室结、房室束、左右束支及其分支和浦肯野纤维。

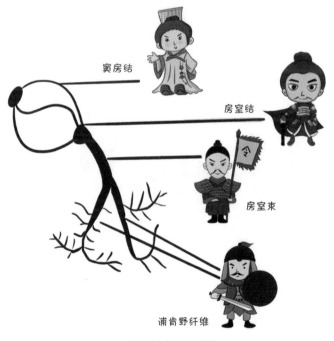

窦房结

房室结

房室束

浦肯野纤维

心脏的传导系统

领导阶层之间的关系很简单,遵循典型的等级制度。国王(窦房结)指挥将军(房室结),将军把命令传给传令兵(结间束),指挥士兵们(浦肯野纤维)迅速开始工作。他们之间的地位是确定的,一旦发生越权,就会发生暴乱,产生心律失常。

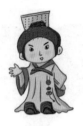
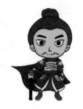
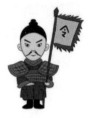

一级指挥一级,按顺序指挥心脏跳动

传导系统之间的关系

在人的一生中,心脏昼夜不停地跳动。随着年龄的增长心肌萎缩,功能逐渐减退,传导系统内的特殊心肌纤维减少,组成窦房结的起搏细胞数量减少,因而心率也可能发生或快或慢的变化,甚至发生心律失常。

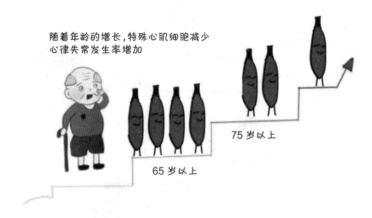

老年人特殊心肌细胞减少

(四)"心"世界的门户之伤

将耳朵紧贴在左侧乳头的地方,就可以听见心脏"扑通、扑通"跳动的声音。医生检查身体时也会用听诊器听诊心跳的声音。那么心跳的声音是从哪里来的呢?

1. 心脏瓣膜

首先要知道心脏内有一个特殊的结构——瓣膜,它是保证血液有序流动的关键。瓣膜就像一扇只能朝特定方向开关的门,使血液由静脉流向心房,由心房流向心室,由心室流向动脉。

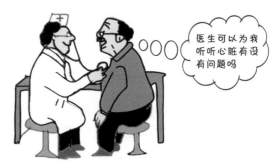

听诊心脏

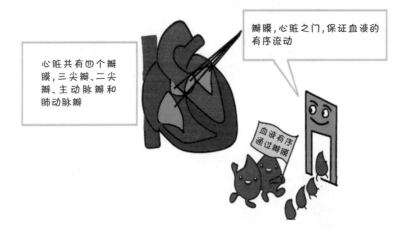

心脏之门——瓣膜

心脏瓣膜主要包括二尖瓣、三尖瓣、肺动脉瓣和主动脉瓣。

瓣膜家族

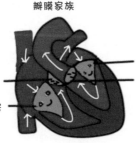

肺动脉瓣:保证血液由右心室流向肺动脉

三尖瓣:保证血液由右心房流向右心室

二尖瓣:保证血液由左心房流向左心室

主动脉瓣:保证血液由左心室流向主动脉

心脏瓣膜家族

2. 老年人心脏瓣膜的特点

随着年龄的增长，心脏的瓣膜出现退行性变，瓣膜的结缔组织发生纤维化和钙化，导致功能逐渐下降。最常见的两种变化就是狭窄和关闭不全。简单地说，狭窄就是门应该打开的时候，开得比较小，血液通过有困难；关闭不全就是门应该关闭的时候，关得不严，这样流出去的血液会随着门缝流回来。这些变化都会扰乱心脏正常的泵血工作。

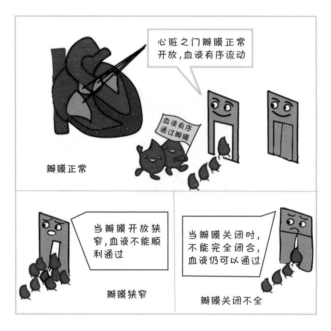

瓣膜之伤

瓣膜就像心脏这所房子的门户，一旦功能受损，门户失守，心脏功能就会大打折扣。这时经验丰富的医生可以通过听诊器听出不一样的声音。所以医生听声辨病的本领可不是瞎说。

二、保持一颗年轻的心——老年人心脏照护篇

"心"世界有强大的一面,也有脆弱的一面,需要我们细心地呵护。我们要做知心人、懂心人、救心人,但最重要的是,我们应该做一位养心人。老年人的健康就是儿女们的幸福,在日常生活中,老年人如何养心才能使"心"世界的秩序并然有序,太平安康,就让我们一起去看看吧。

(一)居家饮食照护

我们常听说"健康是吃出来的"。这是说养成良好的健康饮食习惯,才能获得健康的身体。为此,中国营养学会制定了中国膳食宝塔,但看了膳食宝塔,您会吃了吗? 对于老年人,在饮食上又要注意哪些? 如何吃才能对我们的心脏起到保护作用呢?

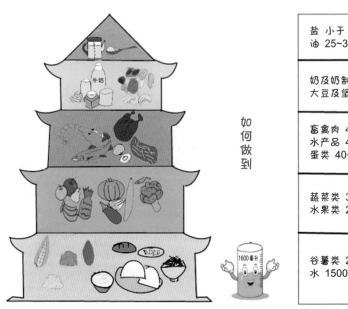

| 盐 小于 5 克 |
| 油 25~30 克 |
| 奶及奶制品 300 克 |
| 大豆及坚果 25~35 克 |
| 畜禽肉 40~75 克 |
| 水产品 40~75 克 |
| 蛋类 40~50 克 |
| 蔬菜类 300~500 克 |
| 水果类 200~350 克 |
| 谷薯类 250~400 克 |
| 水 1500~1700 毫升 |

如何做到

中国膳食宝塔

1. 如何控制钠盐的摄入

关注健康的人们都知道，现代社会提倡低盐饮食，到底什么是低盐饮食？如何才能做到低盐饮食呢？

《中国高血压防治指南 2019》建议高血压患者应该减少钠盐摄入，适当增加钾盐摄入。建议每人每日食盐摄入量逐步降至小于 5 克。

首先我们要清楚 5 克盐到底是多少？可以用控盐勺量一下，做到心中有数。

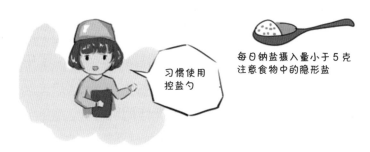

习惯使用控盐勺

每日钠盐摄入量小于 5 克注意食物中的隐形盐

控盐勺

其次，老年人应注意少吃各种调味品、腌制品及高钠加工品。因为有些食物中含有很多隐形盐，比如酱油、咸鸭蛋、各类咸菜、火腿、罐头等。如果需要吃这些东西，要按比例将每日摄入食盐量减掉。比如 20 毫升酱油里含有 3 克左右的盐，10 克黄酱里含 1.5 克盐。

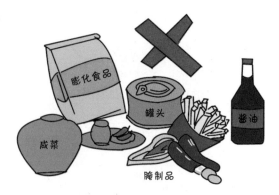

膨化食品

罐头

酱油

咸菜

腌制品

减少高钠食物的摄入

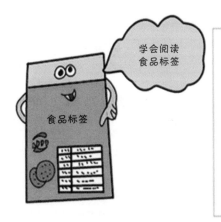

少钠:原来的钠含量降低至 50%

低钠:每份食物含少于 140 毫克钠

非常低的钠:每份食物含不到 35 毫克钠

无钠:每份食物含不到 5 毫克钠

学会阅读食品标签

最后,学会阅读食品说明书。一些零食或者看起来很健康的食物中可能也含有较高的食盐,在说明书中要注意无盐或无添加盐的食品是不添加盐,但有可能添加其他含钠的成分。

小知识

钠是一种吸引和保持水分的矿物质,人体需摄入适量的钠来保证体内液体的平衡,但大多数时候人们钠的摄入比需要的多。钠盐摄入过高使体内液体积聚,这是造成高血压的重要因素,高血压会进一步带来冠心病、心肌梗死、脑梗死等一系列并发症。因此降低钠盐摄入,有助于血压的降低。钠盐自然地存在于我们生活中的各类食物中。生活中,食盐不仅仅只被叫做钠盐,它还有很多的别名,比如:盐、钠(Na)、氯化钠、柠檬酸钠、苯甲酸钠、海盐等。在说明书中看到这类表述时,老年人一定要提高警惕。

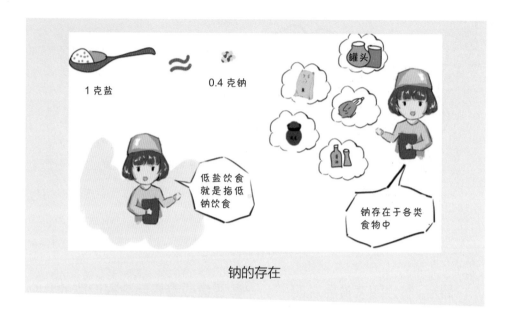

钠的存在

2. 老年人无需谈脂色变

"这是油炸食品,吃了不健康。"

"这动物内脏,胆固醇含量多高啊,不能吃。"

"这东西太油,不能吃。"

"鸡蛋可以吃吗? 这鱼和肉也不能吃吗?"

生活中,您有没有被这样提醒过,或者您有没有提醒过别人?

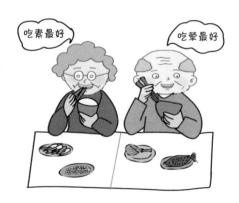

吃荤好还是吃素好

老年人是各种心血管慢性病的高发人群,血脂的增高往往是第一大敌,导致很多老人谈脂色变,拒绝脂肪的摄入,渐渐地演变为吃素不吃荤,其实这是不正确的。因为肉类等荤菜中含有人体必需的蛋白质等营养成分,适当摄入脂肪,有利于营养均衡。那么老年人如何正确地摄入脂肪呢?

首先了解食物中脂肪的种类,包括不饱和脂肪、饱和脂肪、氢化脂肪和反式脂肪。这些脂肪中,反式脂肪是最不好的脂肪,其次氢化脂肪和饱和脂肪也可以增加身体里的"坏胆固醇"(低密度脂蛋白)降低"好胆固醇"(高密度脂蛋白),所以生活中尽量选择不饱和脂肪。

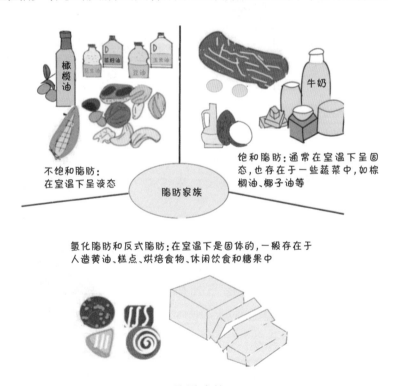

脂肪家族

其次,我们要学会做好食物的选择,要知道少吃一些脂肪是有益健康的。生活中明白哪些食物含"好脂肪"多,哪些食物含"坏脂肪"多。

比如在日常生活中选择健康的油,首推橄榄油。

食用少量的奶制品。奶制品含有人体必需的蛋白质、脂肪、维生素、矿物质等,而且利于吸收,是一种营养丰富的天然食品。有些老年人可能会有喝奶腹泻的情况发生,可以尽量喝热牛奶。如果实在不耐受,可以尝试吃一些奶酪等固体乳。

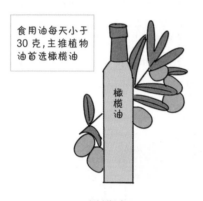

橄榄油

食用油每天小于30克,主推植物油首选橄榄油

奶制品

每天300毫升以上奶,增强体质

牛奶

每周吃 2 ~ 3 次鱼,一般选择鲑鱼、沙丁鱼、金枪鱼、鲱鱼等,对于健康人来说吃鱼要比吃鱼油更健康。

每月只食用几次红肉。少食用动物内脏等胆固醇高的食物。老年人推荐鸡蛋一周不超过 4 个。在吃肉这方面有句顺口溜:四条腿的(猪、牛、羊等畜肉)不如两条腿的(鸡、鸭、鹅等禽类),两条腿的不如没有腿的(鱼类)。

最后,所有的脂肪不论好坏,都是高热量的,一般人大约每天进食两汤匙,约30 毫升。要限制饱和脂肪和反式脂肪的摄入。

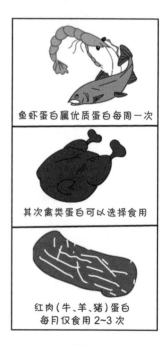

鱼虾蛋白属优质蛋白每周一次

其次禽类蛋白可以选择食用

红肉(牛、羊、猪)蛋白每月仅食用2~3次

肉类蛋白

3. 饮水要适量，教您小妙招

老年人年龄越大，机体里水分含量越少，脂肪含量越多。不吃饭可以维持生命，但不喝水，生命很快就会出现危机。

健康的老年人要保持每日饮水量约 1600 毫升，这样可以预防便秘，使机体的代谢废物排泄通畅，使血液的黏稠度降低。但老年人往往忘记喝水或过多饮水。接下来教您如何养成良好的喝水习惯。

第一杯：早起刷牙后一杯水200 毫升。

第二杯：睡前 2 小时一杯水200 毫升。

第三杯：起夜之后喝半杯水100 毫升。

早、中、晚餐前半小时喝一杯水 200 毫升。

还剩两杯水要用来间隔补水，不要等到渴了再喝水。

老年人由于机体功能的减退，对自身水平衡的调节能力变差。因此饮水要适量，养成健康饮水的好习惯。

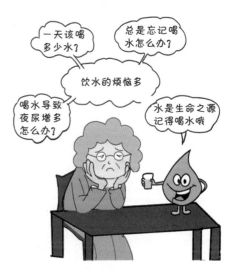

饮水的困惑

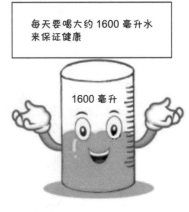

每日饮水量

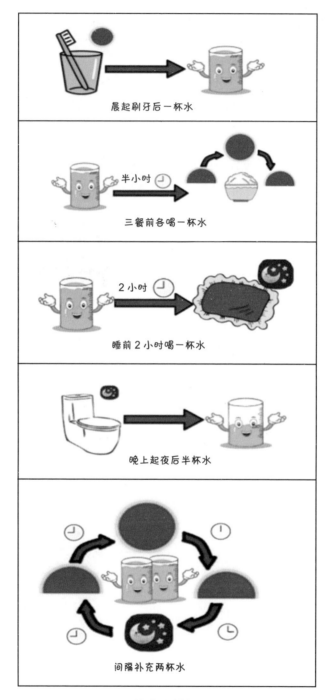

晨起刷牙后一杯水

三餐前各喝一杯水

2 小时

睡前 2 小时喝一杯水

晚上起夜后半杯水

间隔补充两杯水

饮水小妙招

4. 饮食多样化，网球来帮忙

还记得膳食宝塔吗？健康的人应该按照宝塔来安排一天的饮食。但是宝塔的表述不太直观。在这里推荐"十个网球"的饮食原则。

每天吃不超过一个网球大小的肉类，首选鱼肉；

两个网球大小的主食，首选粗粮；

三个网球大小的水果；

四个网球大小的蔬菜。

加起来就是十个网球，注意糖尿病患者要少吃含糖丰富的水果，水果不能代替蔬菜。

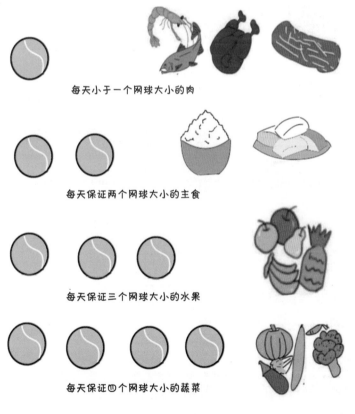

每天小于一个网球大小的肉

每天保证两个网球大小的主食

每天保证三个网球大小的水果

每天保证四个网球大小的蔬菜

十个网球原则

除此之外,我们每天还要加上一个鸡蛋,每天喝 500 毫升奶,吃一小把坚果,吃一副扑克牌大小的豆腐。

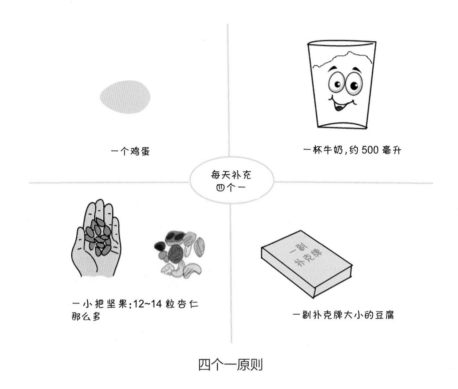

一个鸡蛋

一杯牛奶,约 500 毫升

每天补充四个一

一小把坚果:12~14 粒杏仁那么多

一副扑克牌大小的豆腐

四个一原则

饮食多样化,才能保证身体获得充足的营养,这是老年人身体健康的根本。

(二)居家生活照护

老年人要养成健康的生活习惯,才能在不经意间做好生活照护,拥有健康的身体。

1. 戒烟限酒的重要性

吸烟是一种不良的生活习惯,其危害性是绝对的。吸烟会影响大脑的功能;损伤呼吸系统,易致肺癌;使心血管疾病的死亡率升高等等。研究证明吸烟者较不吸烟者心血管疾病死亡率高 2.7 倍。现在医者都强调绝对戒烟，避免被动吸烟。

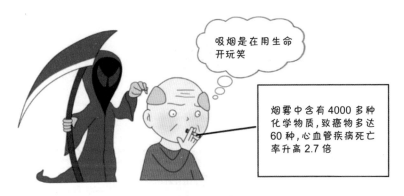

吸烟的危害

戒烟并不是一蹴而就的事，要有计划地戒烟。根据自身吸烟的数量及习惯，评估自己的戒烟意愿，制订个体化的计划；然后寻求他人的监督；1 ～ 2 周的准备期后彻底戒烟。

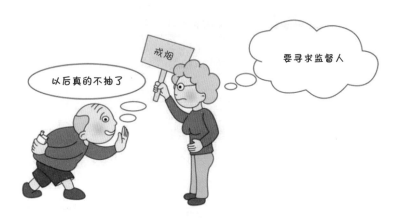

监督戒烟

对有戒断症状的人，可以寻求戒烟门诊帮助应用药物。戒烟之后依然要寻求监督对象，守护战斗成果。

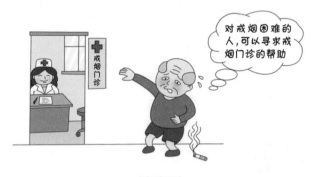

戒烟门诊

酒文化在我国的存在是根深蒂固的，但过量饮酒会增加心血管疾病发生的风险，而且随着饮酒量的增加风险随之增加。

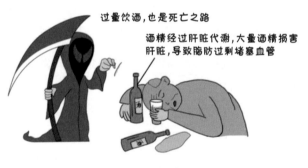

饮酒的危害

根据《中国高血压防治指南 2019》的建议：如果饮酒，应少量，尽量选择低度酒，避免饮用高度烈性酒。

每日酒精摄入量男性不超过 25 克，女性不超过 15 克。每周酒精摄入量男性不超过 140 克，女性不超过 80 克。

在实际生活中，每日的饮酒量应根据酒精的度数进行换算。比如酒精度数为 50 度的白酒，每日的饮酒量男性不超过 50 毫升，女性不超过 30 毫升。

戒烟限酒是身体健康的一大基石。为了自己的身体健康，老年人应该评估自己的吸烟饮酒习惯，有计划地逐步实现戒烟限酒的目标。

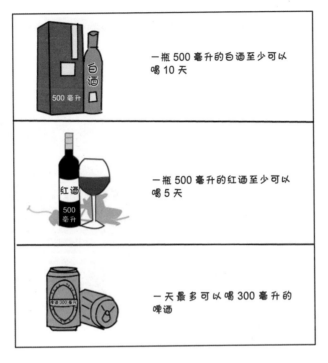

一瓶 500 毫升的白酒至少可以喝 10 天

一瓶 500 毫升的红酒至少可以喝 5 天

一天最多可以喝 300 毫升的啤酒

限酒的量

2. 科学控制体重

有人说"有钱难买老来瘦",有人说"老来胖胖福气多"。那么到底胖老人和瘦老人哪个更好些呢?让我们从健康角度去看一看。

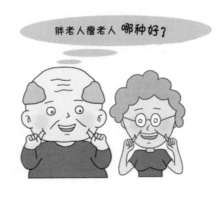

小知识

　　19世纪中期的比利时通才凯特勒提出体重指数的概念，他是这样算的：

　　体重指数（BMI）＝体重（千克）÷身高（米）的平方

　　过轻：低于18.5kg/m²

　　正常：18.5~23.9kg/m²

　　过重：24~27.9kg/m²

　　肥胖：28~32kg/m²

　　非常肥胖：高于32kg/m²

　　您可以算算自己的BMI。

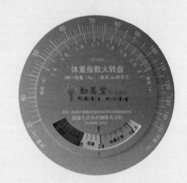

　　到底是瘦老人好还是胖老人好？其实过胖过瘦都不好。老年人的体重指数可以保持稍高一点，不过分强调老年人减肥。体重指数维持在24kg/m²左右为好。这样身体的功能和营养储备好，对疾病的抵抗力和防御能力会比较强。

　　老年人还要关注腰围，可以用腰围的大小来衡量胖瘦。

老年人可以用腰围来衡量肥胖，一般男性腰围小于90厘米，女性小于85厘米。

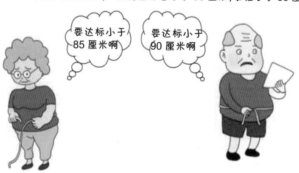

腰围

总体来说，老年人应该管理好身材。过胖危害太多，会加重各个器官的负担，引发各种疾病；太瘦导致身体的抵抗力差，易生病。

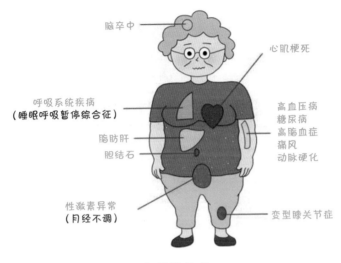

脑卒中

心肌梗死

呼吸系统疾病
（睡眠呼吸暂停综合征）

高血压病
糖尿病
高脂血症
痛风
动脉硬化

脂肪肝

胆结石

性激素异常
（月经不调）

变型膝关节症

肥胖的危害

如何控制体重呢？有三点需要大家牢记：

吃得健康。合理膳食，每餐不要太饱，保持七八分饱，较少热量摄入，饮食以蔬菜、水果、低脂奶制品、富含膳食纤维的全谷物、植物来源的蛋白质为主，减少饱和脂肪和反式脂肪摄入，少吃高糖、高碳水化合物（淀粉含量高）的食物，少喝饮料等，将目标定为一年内体重减少初始体重的 5% ~ 10%。

规律地进行运动。每周 4 ~ 7 天，每天累计 30 ~ 60 分钟中等强度有氧运动，比如：步行、慢跑、骑自行车、游泳等，使心率达到最大心率（最大心率 =220- 年龄）的 60% ~ 70%。在运动中出现不适时，及时停止、休息。

进行行为疗法。首先要有节食的意识。其次我们可以为自己列一张食谱，做个饮食计划。最重要的是要严格按照计划执行。

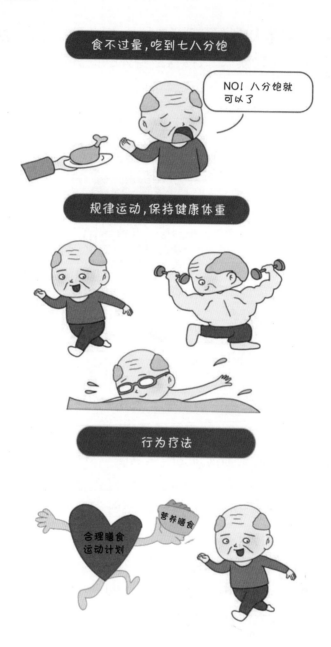

保持体重的方法

总之，做好体重的管理，是一件持之以恒的事情，不能半途而废，三天打鱼两天晒网。

3. 便秘危害多，预防有诀窍

便秘是指排便次数减少，粪便干结和 / 或排便困难。便秘不仅可以导致胃肠功能紊乱、肥胖、体臭等，而且易引起腹压升高、血压升高、心肌耗氧量升高，诱发心绞痛、心肌梗死、脑出血等心脑血管疾病的发生，导致猝死。

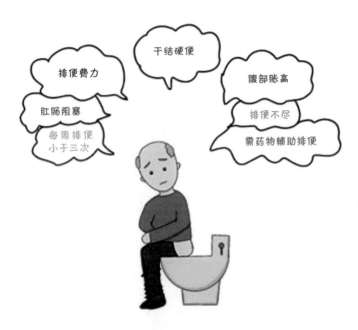

便秘的危害

老年人预防便秘应养成良好的生活习惯：

◇ 饮食均衡，多添加蔬菜水果，增加粗纤维饮食；

◇ 每日保证 1600 毫升饮水量；

◇ 适当运动，促进肠道蠕动；

◇ 养成良好的排便习惯，比如晨起大便，有便意时及时排便。

如果通过以上方法不能解决问题，一定要通过药物帮助排便，切忌用力强行大便，引发猝死。

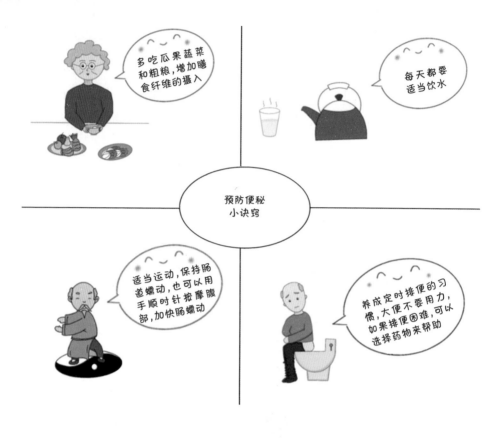

便秘用药怎么选?

（1）轻度便秘的患者可以采用欧车前、麦麸、车前草等，这些药物与华法林、地高辛、抗生素共同服用时容易对后者产生影响，要前后间隔半小时服药，而且注意要多饮水。

（2）对慢性心功能不全和肾功能不全的患者，可以采用乳果糖、福松等适于轻中度便秘的药物。

（3）刺激性的泻药，如大黄、通便宁片、酚酞等，不能长期服用，建议短期偶尔服用。

（4）开塞露等润滑性的药物对粪便干结、嵌塞的患者安全有效，值得推荐。

4. 失眠烦恼多，睡前习惯很重要

人们在日益忙碌的快节奏生活中难以入睡，失眠成为困扰现代人的疾病之一。失眠导致心血管疾病患者症状加重，药物治疗效果减弱。

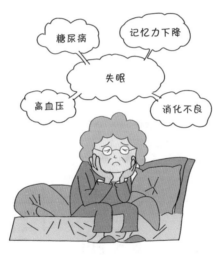

失眠的危害

拥有良好的睡眠，做到以下几点很关键。

首先要营造良好的睡眠环境。

其次要养成良好的睡前习惯。

如果以上方法仍不能获得良好的睡眠，就应该进行医疗咨询，寻求医生的帮助。至于您听说的一些偏方，比如饮食疗法、按摩、顺势疗法、光照疗法等都没有实际的临床证据支持，一些推销传言往往夸大其作用，一定不要轻信。

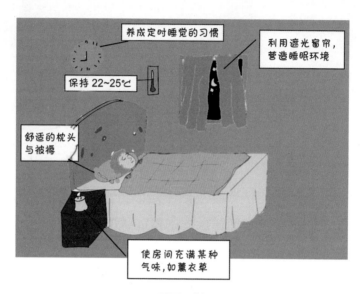

睡眠环境

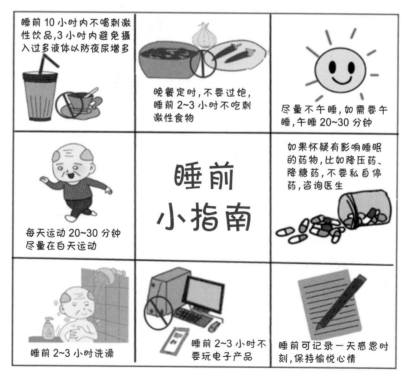

睡前习惯

（三）居家运动照护

1. 心脏康复操，为心护航

人体有很多穴位，通过按摩，舒筋活血，可以有效预防高血压等相关疾病，本部分介绍一套心脏康复操。

第一节：按摩太阳穴，太阳穴位于眉梢与外眼角之间向后约一横指的凹陷处，用中指或食指顺时针按摩，共四个八拍。太阳穴为经外奇穴，具有止痛醒脑、缓解疲劳的作用。

第二节：按摩百会穴，位于头顶中正线与两耳尖连线交点处，用手掌贴于百会穴按摩一圈为一拍，共四个八拍。百会之穴，贯达全身，有开窍醒脑、回阳固脱的功能，有降压的功效。

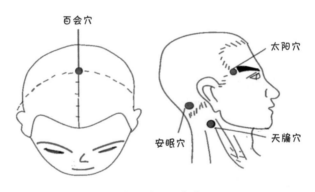

太阳穴、百会穴

第三节：按摩风池穴，位于颈后枕骨下两侧凹陷处，以双手食指和中指顺时针按摩一圈为一拍，共四个八拍。主中风偏枯，少阳头疼。

第四节：摸头醒脑，用两手的小鱼际肌，从前额开始经坎宫穴、太阳穴、安眠穴、天牖穴等弧线行走一次为四拍，共做四个八拍。具有舒筋通络、平肝心火、降血压的作用。

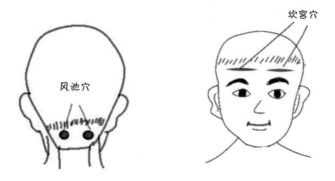

风池穴、坎宫穴

第五节：按摩曲池穴，先用右手搭在左肩部，曲池穴位于肘横纹头与肱骨外上髁连线中点处。左手拇指按摩右侧曲池穴，一圈为一拍，共四个八拍。再换左手同法进行。具有清热解表、调和气血、疏经通络的功效。

第六节：揉内关穴，内关穴位于腕横纹正中直上两寸，先用左手大拇指顺时针按摩右手内关穴，一圈为一拍，共四个八拍。再换左手同法进行。具有宁心安神、理气止痛的功效。

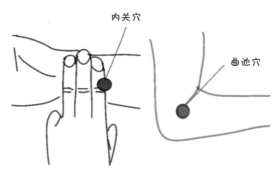

内关穴、曲池穴

第七节：按摩足三里穴，足三里穴位于外膝眼下三寸，胫骨外侧一横指，分别用左右食指和中指按摩足三里穴，一圈为一拍，共四个八拍。具有健脾和胃、引血下行的功效。

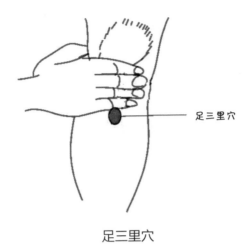

足三里穴

第八节:扩胸调气,两手放松下垂,然后握空拳,提肩向后扩胸,放松还原,共四个八拍。

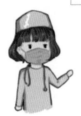

做操时取坐位
按摩力度适中
顺时针为主
安装起搏器的患者不宜做扩胸运动

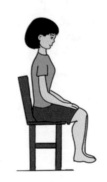

做操注意事项

按摩注意事项:

(1)按摩时最好取坐位,以防跌倒。

(2)按摩时用力适度,以局部酸胀、皮肤微红为宜。

（3）不能依赖该降压操治疗疾病，要配合正规的药物治疗。

（4）顺时针按摩有补的作用，对于虚弱者，不宜逆时针按摩。

（5）安装起搏器的患者不宜做动作较大的扩胸运动等。

动动手指就可以预防和辅助降压，在日常忙碌的生活中，希望可以抽时间每天做 2 ~ 3 次降压操，长期坚持，发挥中医的保健作用。

2. 运动巧呼吸，强心又健肺

心肺是一家，一荣俱荣，一损俱损。正确的呼吸方式，不仅有利于肺部的健康，也有利于心脏的强健。腹式呼吸是最重要也是最基本的呼吸方式。它是通过增加横膈膜的活动，减少胸腔运动来完成的。有研究表明横膈膜每下降 1 厘米，可以使肺部通气量增加 250 ~ 300 毫升。

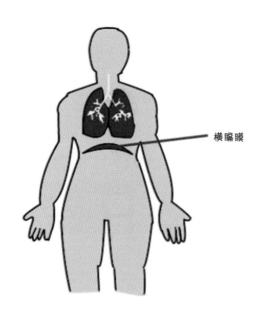

横膈膜的位置

腹式呼吸练习方法如下：

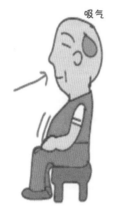
吸气

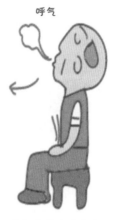
呼气

采取仰卧位或坐位,用
鼻吸气,使腹部隆起

采取仰卧位或坐位,用
嘴呼气,使腹部收起

腹式呼吸

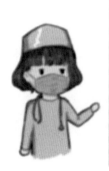

注意事项:
1. 呼吸要深长而缓慢
2. 用鼻吸气用口呼气
3. 在舒适的前提下,无论是吸和呼都要达到极量,吸到不能吸,呼到不能呼
4. 每次 5~15 分钟,做 30 分钟更好,练到微热微汗就好

腹式呼吸的注意事项

3. 运动要坚持,适度最重要

生命在于运动,运动对于心血管疾病的预防可起到非常重要的作用。但在具体的运动实施过程中,老年人应该基于个人的健康程度和平时运动习惯,做到有效和适度。

首先,运动方式的选择,最有效的是有氧运动,包括走路、慢跑、游泳、骑自行车、爬楼梯等。老年人还可以选择八段锦、五禽戏、太极拳等。

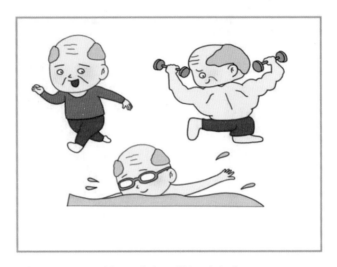

选择适合自己的运动方式

其次，要有合适的运动频率和运动时间。一般合理的运动频率为每周3～4次。运动每周小于2次，对心肺健康的改善功能是微弱的，大于4次，造成运动损伤的风险增加，对精力和耐力也会有影响。每次运动时间一般推荐为20～60分钟，要循序渐进。

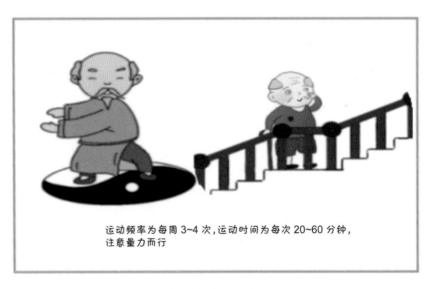

运动频率和时间

最后，运动的强度是最重要的。一般建议老年人采用低中强度运动，可以增强循环呼吸功能，降低心血管疾病发生的风险，减轻体重、降低体脂含量。老年人一般可以采用计算目标心率的方法，使自己的运动心率达到最大心率的 40% ~ 70%。在运动中，还要以自己的主观体力感觉为主。感到有些吃力时，一般就达到运动的中等强度了。

一旦开始一项运动，表明您朝着更好更健康的状态迈出了一大步。一定要保持积极性，继续这段旅程，可以与自己的家人、朋友一起。长期坚持，您会发现一个全新健康的自己。

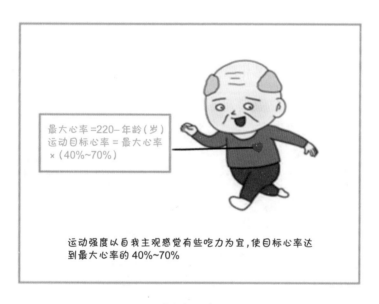

最大心率=220-年龄（岁）
运动目标心率＝最大心率
×（40%~70%）

运动强度以自我主观感觉有些吃力为宜，使目标心率达
到最大心率的 40%~70%

运动强度

4. 户外运动好，预防感冒很关键

大多数人都喜欢户外活动，在户外我们会感觉呼吸更为顺畅，心情更加愉悦。因为运动过程中会出汗，一般会穿着比较宽松的衣物，但对于老年人来说，保暖预防感冒很重要。

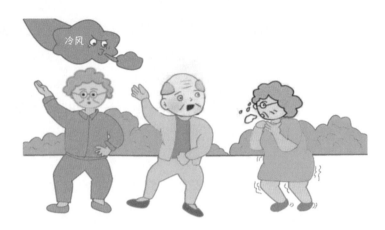

户外运动

在医院里,往往听到这样懊悔的声音"只不过一时少穿了件衣服,只不过是一场小小的感冒,没想到带来这样的后果"。对于老年人来说,感冒引起心力衰竭非常常见。为了减少对心血管的损害,老年人一定要增强体质,预防流感的发生。

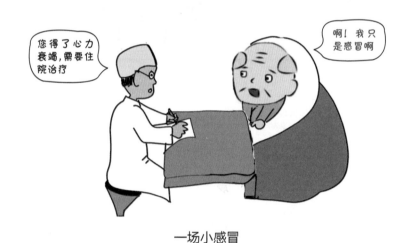

一场小感冒

一旦感冒,老年人尤其是冠心病等心血管疾病的患者一定要及时就医,规范治疗,切不可小瞧一次感冒。

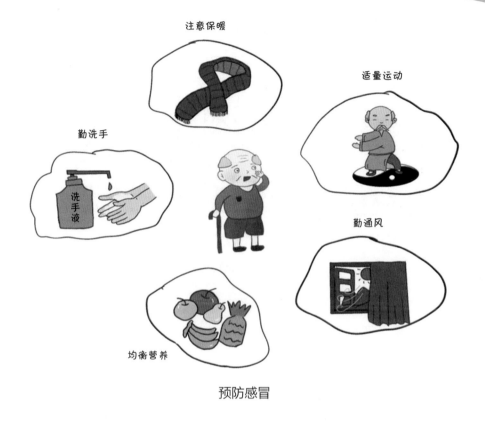

注意保暖

适量运动

勤洗手

洗手液

勤通风

均衡营养

预防感冒

5. 起卧要平稳,起床分三步

跌倒是老年人日常运动损伤的主要因素。据调查 65 岁以上老年人每年的跌倒率为 30%,80 岁以上老年人的跌倒率则达到 50%。老年人心血管系统老化造成起卧时脑供血不足引起的头晕,往往是跌倒的一个重要因素。由于老年人骨密度降低,一旦跌倒,身心受创,往往成为人生中的最后一次跌倒。所以为了预防跌倒损伤,老年人起卧一定要遵循缓慢渐进的原则,在这教给大家起床三部曲。

第一步:起床时,老年人不要立刻起床,先平躺 30 秒,凝视天花板或窗外,使自己思路清晰。

第二步:起来半坐 30 秒,双眼正视前方或头颈稍做转动。

第三步:双脚移至床沿,睁眼静坐 30 秒后,再起身离开。

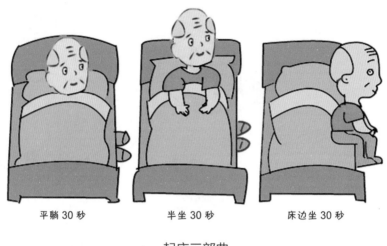

| 平躺 30 秒 | 半坐 30 秒 | 床边坐 30 秒 |

起床三部曲

在居家生活中,老年人还要打造预防跌倒损伤的居住环境及使用辅助设施,预防跌倒坠床的发生。

(四)自我心理照护

1. 健康四大基石,心理平衡很重要

2012 年世界卫生组织统计显示,1750 万人死于心血管疾病,占全球死亡人数的 31%,其中 740 万人死于冠心病,670 万人死于脑卒中。为什么在疾病知识如此普及、治疗技术如此发达的今天,冠心病的发生率和死亡率依然很高呢?

1992 年维多利亚宣言提出健康四大基石:合理膳食、适量运动、戒烟限酒、心理平衡。前三条都是看得见可以付诸行动的,唯有心理平衡需要我们用心对待。

住院的心血管疾病患者中,89% 存在焦虑、抑郁情绪。这些患者容易出现头晕、头疼、睡眠障碍的症状,过度担心、悲观厌世的情绪,有时还会表现为胸闷、胸痛、气短、心悸。这与心血管疾病发作时的表现一样,增加了疾病的诊断难度。

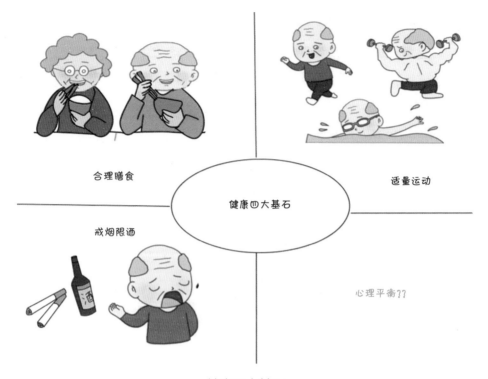

健康四大基石

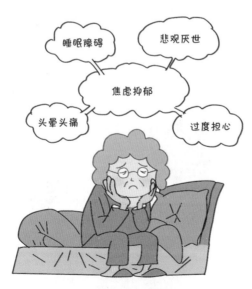

焦虑抑郁的表现

2. 如何保持健康心理状态

焦虑、抑郁的患者会时刻绷紧自己的神经,稍微感觉不舒服,就担心自己心绞痛或心肌梗死发作,但进行一系列检查后并没有发现异常。此时如果不进行心理干预,便会对身体造成极大的损伤。生活中该如何保持健康的心理状态呢?

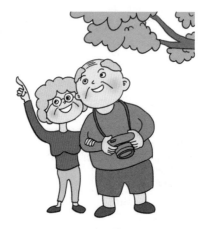

生活乐趣

首先,生活中一定要放松身心,寻找生活中的乐趣,分散注意力,陶冶情操,比如练习书法、绘画、学学小乐器、养养花、看看鱼等。要相信心脏也有自己的特殊语言,我们要"交心"。

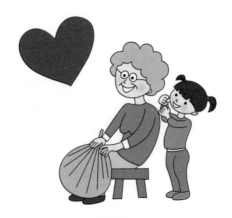

关爱老人

其次，对于有精神高危因素的人群，一定要及时寻求社会帮助。随着国家体制的完善，相信越来越多的机构会参与到关注人群身心健康的活动中来。

美国著名心脏病专家米米·贾妮丽指出：现代医学最大的悲哀之一就是将心脏看作一个简单的机械泵，而忽视了它的情感需求，这是现代人心脏日益脆弱的根源。治疗好心脏不仅仅需要药物，更重要的是有一颗乐观、宽容、充满爱的心。

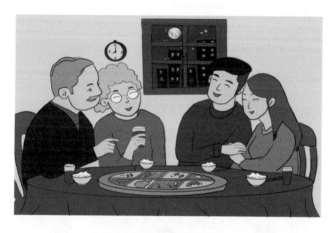

家庭的重要性

三、查查更放心——常见心脏检查配合要点

再完美的东西,时间久了或用之不当,都会有损伤,心脏也是这样。当心脏出现疾病的时候,为了保持"超级水泵"的功能,必须对心脏这所房子进行检修。查查到底是什么原因损害了我们的房子,是建筑结构不结实,还是水电不通畅……为了查找心脏疾病的原因,我们的科学家们发明了很多检查的方式和工具,这一部分就让我们一起去了解一下如何为心脏检查做准备。

(一)探寻血液里心脏的秘密

血液流经心脏,带出了一些心脏健康状况的秘密。很多情况下,通过对血液的化验,医生可以查找心脏疾病的原因,对比治疗前后的效果,指导治疗方向,调整药物方案。所以心血管疾病的患者需要频繁地进行采血化验。

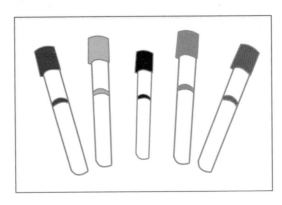

采血化验

1. 采血前注意事项

为了保证化验结果的准确性,采血前一天晚上应避免进食油腻的食物。晚上 10 点之后禁饮食,第二天抽取空腹血。如有特殊要求,要遵医嘱进行准备。

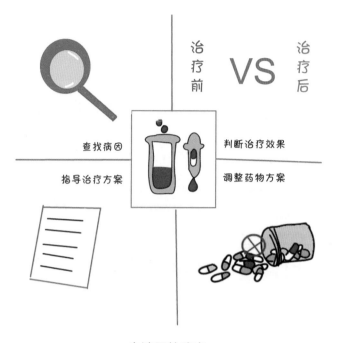

血液里的秘密

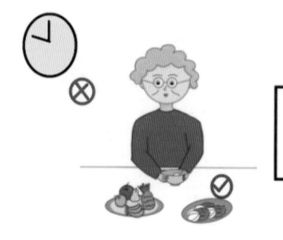

采血前一天不吃油腻食物
最好吃素三天
晚上 10 点之后禁饮食,抽取空腹血

采血前注意事项

2. 采血后注意事项

老年人由于凝血功能下降，采血后容易产生淤青，为此采血后要做到以下几点：

（1）采血后要在针孔处局部按压 3 ~ 5 分钟，不要揉，以免皮下血肿。

（2）按压的时间要充分，凝血功能差的，要延长按压时间。

（3）如果局部出现淤血，请不要惊慌，24 小时后可以用热毛巾湿敷，促进淤血吸收。一般 3 ~ 5 天就可逐渐吸收，颜色变浅。

（4）如果有晕针或晕血的现象，要告知护士，可以采取卧位抽血，采血后晕针或晕血，应立即平卧，饮少量糖水，症状会逐渐缓解。

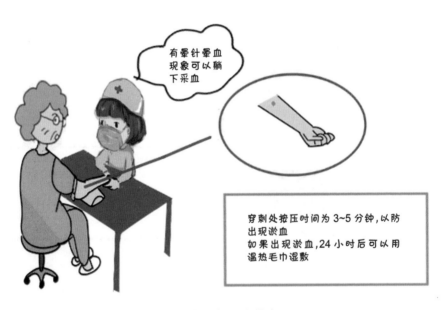

采血时及采血后注意事项

（二）心世界的电信号——心电图检查注意事项

我们可以从体表检测到"心"世界释放出的电活动信号。心电图正是采用从身体上记录心脏跳动所产生的电信号变化而形成的图形技术。作为临床最常见的诊断工具之一，特别是对心肌梗死及心律失常等有确诊价值。

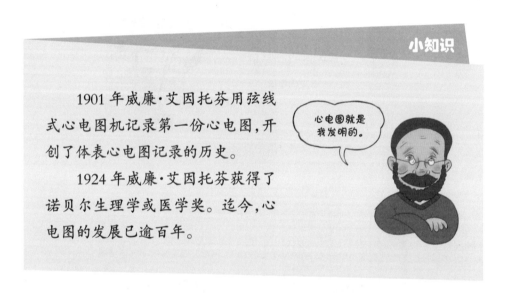

小知识

1901年威廉·艾因托芬用弦线式心电图机记录第一份心电图，开创了体表心电图记录的历史。

1924年威廉·艾因托芬获得了诺贝尔生理学或医学奖。迄今，心电图的发展已逾百年。

心电图就是我发明的。

心电图机上五颜六色的夹子和小球是为了接受电活动信号变化而设计的。为了避免混乱易于辨识，根据放置的位置，不同的厂家在设计心电图机时都遵循一定的惯例。

心电图被描记在特殊的心电图纸上，正常的心电图由各个波和波段组成，就像每一支舞都是由各个简单的动作组成的。正常的心电图就像一支优美的舞蹈让医者们欣慰。

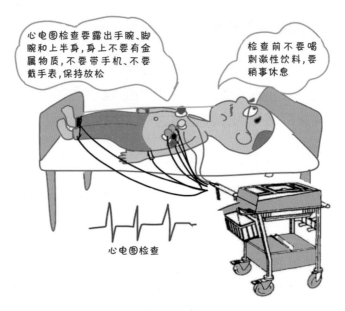

心电图检查

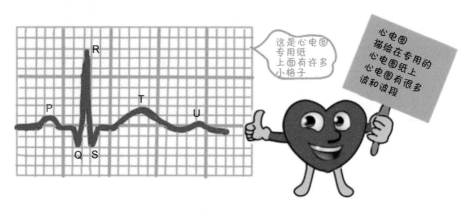

心电图与心电图纸

　　随着年龄的增长,心电图异常发生率呈指数增长,推荐成年人每年至少应进行一次常规心电图检查。由于心电图仅能反映患者当时的心电活动,所以心血管疾病患者的每一份心电图对临床医生都是有意义的。要按时间先后保存好,切忌随意丢弃。

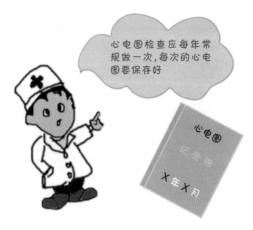

心电图的保存

（三）揽看"心"全貌——心脏超声检查的配合要点

如果把心脏比喻为一所房子，心脏彩超就是让我们清楚看到房子全貌的检查手段。它可以帮助我们一览房子的大小和结构。

心脏彩超是唯一能动态显示心腔内结构、心脏的搏动和血液流动的检查，对人体没有任何损伤。超声探头就像摄像机的镜头，随着探头的转动，心

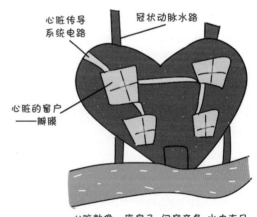

心脏就像一座房子，门窗齐备，水电充足

脏的各个结构清晰地显示在屏幕上。针对瓣膜病变，通过彩超的测量，可了解瓣膜病变的程度以决定保守治疗还是手术治疗。对于冠心病和心肌病可通过彩超显示心肌的运动状况、心功能情况以及心肌的增厚和心腔的扩大程度。

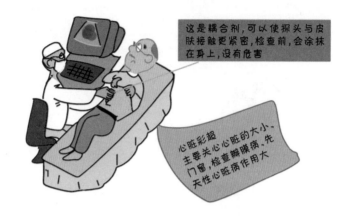

这是耦合剂,可以使探头与皮肤接触更紧密,检查前,会涂抹在身上,没有危害

心脏彩超主要关心心脏的大小、门窗,检查瓣膜病、先天性心脏病作用大

心脏彩超

心脏彩超没有任何伤害,只需配合医生就行,在这提醒各位女同志检查时不要穿连衣裙,否则暴露胸部时就尴尬了。

(四)生命线的质检——冠脉 CT 检查的配合要点

心脏要正常运行,就必须保证供应心脏的冠状动脉畅通。通过冠状动脉造影(CT 血管成像)可以了解冠状动脉是否通畅。需要检查的人群是具有心血管疾病症状的患者。做检查前您一定要如实回答医生的提问,让医生帮您做出准确的判断——是否可以做冠脉造影检查。

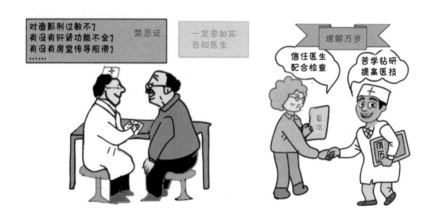

对造影剂过敏不?有没有肝肾功能不全?有没有房室传导阻滞? …… 禁忌证

一定要如实告知医生

理解万岁

信任医生配合检查

苦学钻研提高医技

为了更好、更清楚地看到血管情况，做冠状动脉 CT 检查时请您不要紧张，做好配合，听从医生的指挥。

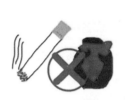

检查前避免空腹，但不要过饱，糖尿病患者可携带糖块等

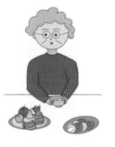

检查前不抽烟、不饮酒及不喝刺激性饮料，提前到达静坐

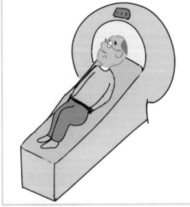

进行呼吸训练，深吸一口气，然后屏住呼吸，呼气（约20秒）

心率大于70次/分钟，可以遵医嘱服用倍他乐克，有哮喘或房室传导阻滞患者可换用其他药物，服用二甲双胍的患者应停用48小时

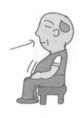
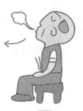

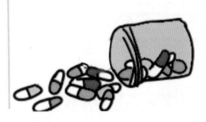

冠状动脉 CT 检查注意事项

四、让心重新出发——老年人心脏疾病照护篇

心脏这所我们赖以栖身的房子有了问题,就需要我们在日常的生活中小心翼翼地呵护。心血管疾病患者在日常生活中应该怎样饮食?怎样运动?怎样正确地服用药物?平时发现哪些情况应该及时就医?发生紧急情况医生还未到达,在家中我们如何自救……这些知识都是心血管疾病患者居家照护必须了解的内容,是我们的救心法宝。让我们开启救心模式,让心重新出发,让"心"世界重新散发耀眼的光芒。

(一)生命线的维护——冠心病患者的自我照护

我国心血管疾病患者达到了 2.9 亿人,其中冠心病患者约 1100 万人。心血管疾病的死亡率,无论在农村还是城市都在不断上升,占据死亡原因的首位。老年人学会冠心病的自我照护对于提高社会整体人群的健康水平有很大影响。

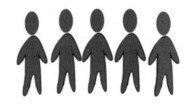

中国心血管病报告 2019

中国共有 2.9 亿心血管疾病患者,冠心病患者约 **1100 万人**

每五个人中就有一个人
患有心血管疾病

1. 认识冠心病

冠心病的全称是冠状动脉粥样硬化性心脏病,是由于血管内部附着的脂质像黄色的小米粥而得名的。因为它的存在,导致冠脉血管内

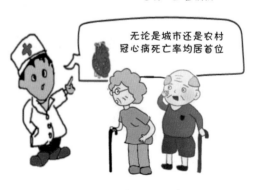

无论是城市还是农村
冠心病死亡率均居首位

冠心病流行现状

"交通堵塞"。心脏得不到充足的血液供应,就会产生冠心病。

血管内斑块是怎么形成的呢?

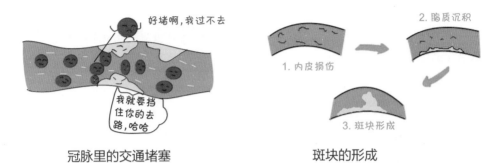

冠脉里的交通堵塞　　　　　　斑块的形成

2. 了解冠心病的危险因素

哪些人容易得冠心病呢? 来了解一下冠心病的高危因素。

不可以改变的危险因素:

年龄:49 岁以后发病率明显升高。

性别:一般女性发病率比男性低,绝经后的女性发病率升高。

遗传因素:冠心病的家族发病率往往升高。

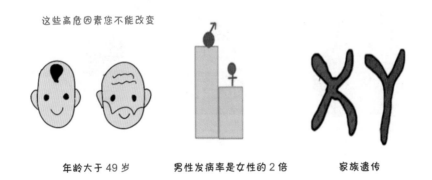

可以改变的危险因素:

血脂异常:高血脂是冠心病发生最重要的危险因素。

高血压:60% ~ 70% 的冠心病患者有高血压病史。

糖尿病和糖耐量异常:血糖异常的人比正常人发病率高2 ~ 3倍。

其他危险因素:肥胖、吸烟、酗酒、饮食过咸、饮食过油、缺乏锻炼、A型性格等。

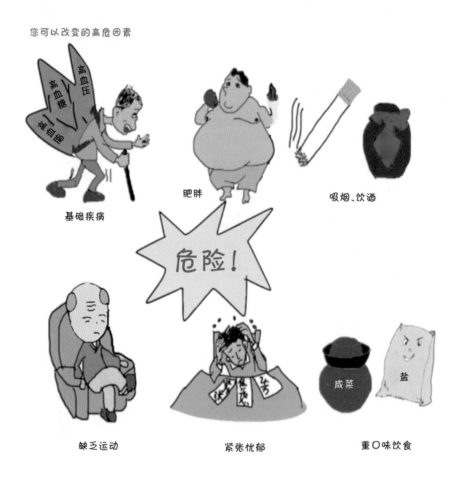

您可以改变的高危因素

基础疾病

肥胖

吸烟、饮酒

缺乏运动

紧张忧郁

重口味饮食

3. 老年人心绞痛的特点

冠心病最主要的表现是发作性的胸痛,被称为心绞痛。

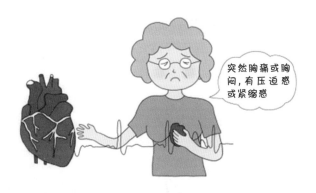

突然来临的心绞痛感觉……

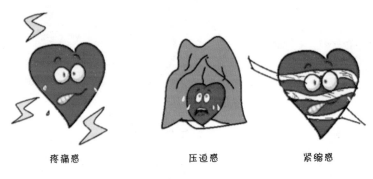

| 疼痛感 | 压迫感 | 紧缩感 |

心绞痛的感觉

　　心绞痛发作的部位一般为心前区，但也可以放射至左肩背部、左臂内侧至小指、无名指，也可以是颈部、咽喉部，甚至可引起牙疼。

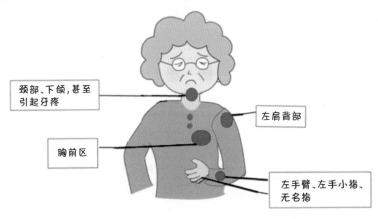

心绞痛疼痛部位

老年人有时心绞痛发作不典型。心绞痛发作时患者会表现出面色苍白、出冷汗、呼吸困难、明显疲乏无力、腹部不适的症状。这些情况一定不能忽视。

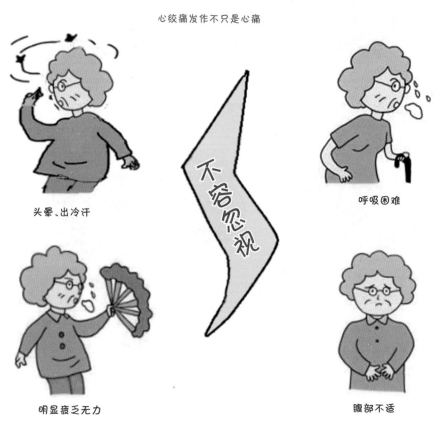

心绞痛发作不只是心痛

头晕、出冷汗

呼吸困难

不容忽视

明显疲乏无力

腹部不适

老年心绞痛特点

4. 哪些情况容易诱发心绞痛

心绞痛是发作性的,并不是每时每刻都发生。发生的主要原因是心脏的血液运输被堵塞了,心肌缺血引起疼痛。因此,导致心脏血液供应减少的因素都是心绞痛发生的诱因,主要有过度疲劳、心情激动、饱餐、饮酒、吸烟、寒冷等。

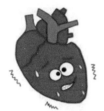

我是很脆弱的，以下的这些事情希望您一定要避免，否则引起心绞痛很麻烦

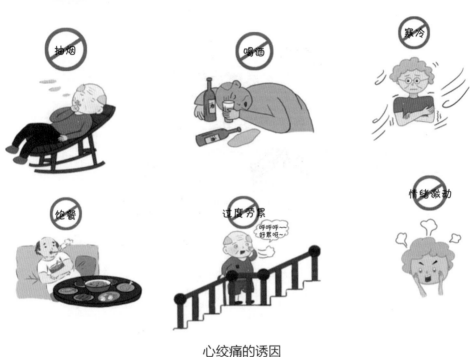

心绞痛的诱因

5. 如何缓解心绞痛

心绞痛发作时需要暂停正在进行的工作，立即原地坐位休息，含服硝酸甘油，不宜平躺。因为平躺时回心血量增加，加重心脏负担，导致心绞痛加重。如果 3 ~ 5 分钟不缓解，可再服用两次，并拨打 120 急救电话。

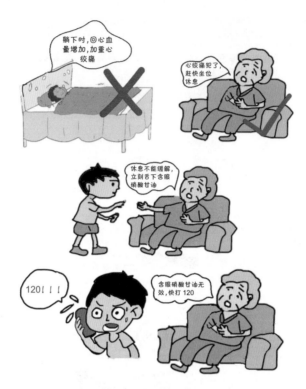

心绞痛发作时的处理

6. 学会识别心肌梗死

供应心脏的冠状动脉被血栓堵死,心脏就得不到血液供应,缺血的心肌就会坏死,发生心肌梗死。心肌梗死是心血管疾病的急危重症。我国心肌梗死的发病率逐年上升,而且呈现年轻化趋势,每13位心血管疾病患者大约就有1人死于心肌梗死。

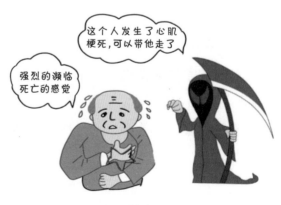

死神来了

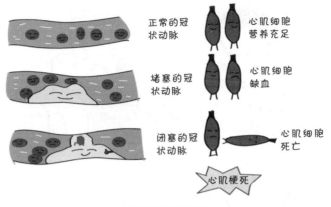

心肌梗死的过程

50% ～ 81% 心肌梗死的患者在急性发病前都有以下警示信号，我们需要警惕这些现象。

发病前数天有乏力、胸部不适，活动时有心悸、气急、烦躁、心绞痛等症状。以前没发生过心绞痛，突然发生了。或者以前有心绞痛但加重了。心绞痛发作较以往频繁、疼痛剧烈、持续时间长，硝酸甘油疗效差，诱发因素不明显。

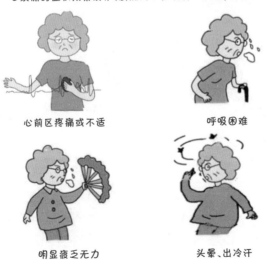

心绞痛的症状频繁发作、剧烈或以往没有心绞痛，新发生的

心前区疼痛或不适　　　　　呼吸困难

明显疲乏无力　　　　　头晕、出冷汗

心肌梗死的前兆

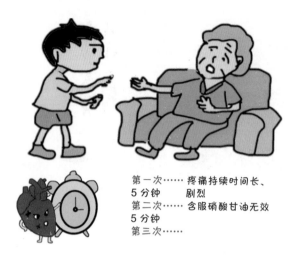

第一次······疼痛持续时间长、
5 分钟 剧烈
第二次······含服硝酸甘油无效
5 分钟
第三次······

含服硝酸甘油无效

7. 发生心肌梗死时如何自救

急性心肌梗死是引起人们猝死的重要原因。发生心肌梗死后需要紧急就医，不宜耽误时间。2019 年 11 月 20 日的心梗救治日提出了"牢记两个 120，心梗时刻能救命"的口号。

牢记两个 *120*

心梗时刻能救命

11.20
心梗救治日

心梗救治日

第 1 个 120：请及时拨打 120 电话，尽快去医院得到医疗救治。发生胸痛症状，短时间内坐位休息或含服硝酸甘油不能缓解，就立即平躺或侧卧并拨打 120 求救电话，避免紧张，保证呼吸通畅，等待急救车到达。

当怀疑心梗时,请牢记

1. 立即拨打 120
2019 年心梗救治日的口号中第一个 120 就是立即拨打急救电话,获得医疗救治

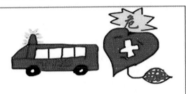

2. 立即停止活动,平卧休息或就地平卧

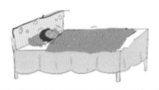

3. 主动控制紧张情绪

我不紧张,没事的,不要担心

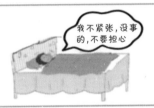

4. 如有条件,可以进行吸氧

氧气袋

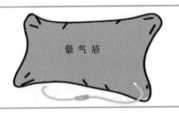

5. 自我感觉头晕、大汗淋漓,请不要盲目用药

硝酸甘油是心绞痛的常用药物,但急性心肌梗死患者要慎用,用之前要测量血压

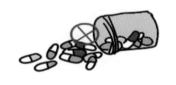

心肌梗死患者的自救

第 2 个 120:急性心肌梗死的黄金救治时间是 120 分钟。时间就是心肌,时间就是生命。一旦诊断急性心肌梗死,希望您一定要听从医生的建议,尽快进行规范治疗。

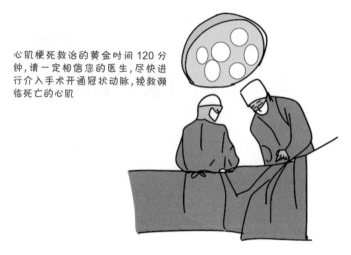

心肌梗死救治的黄金时间 120 分钟，请一定相信您的医生，尽快进行介入手术开通冠状动脉，挽救濒临死亡的心肌

挽救心肌

虽然发生心肌梗死意味着死神来了，但是在您的身边有很多与死神赛跑的医务工作者，他们会站在您的身边，与死神争分夺秒，您要做的就是相信他们。

8. 发现有人猝死，如何伸出援助之手

心血管疾病患者发生猝死的危险性很高。当发现有危急情况，比如患者突然倒地或者发生意外，如触电、溺水等心跳骤停时，如何伸出援助之手？在这教大家救人神技——心肺复苏。

发现有人猝死，首先要做的是确认周围环境的安全。将患者和自身置于一个安全的、无隐患的、空旷平坦的环境中。

其次要做的就是大声呼救，寻求周围的救援措施。千万要记住拨打 120 急救电话。

开始心肺复苏，步骤如下：

（1）确认患者心跳骤停。呼叫患者有无反应，检查患者大动脉搏动情况 5 ~ 10 秒。大动脉一般检查颈部动脉，气管正中旁开两指的位置。如果患者无意识，大动脉搏动消失，请立即呼救，并开始心肺复苏。

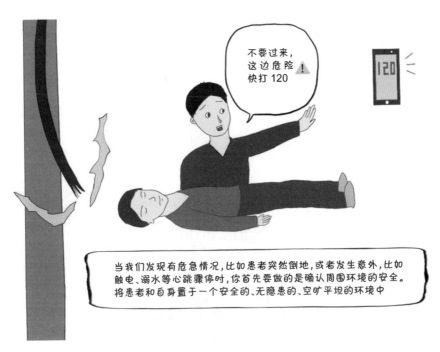

当我们发现有危急情况,比如患者突然倒地,或者发生意外,比如触电、溺水等心跳骤停时,你首先要做的是确认周围环境的安全。将患者和自身置于一个安全的、无隐患的、空旷平坦的环境中

发现危急情况

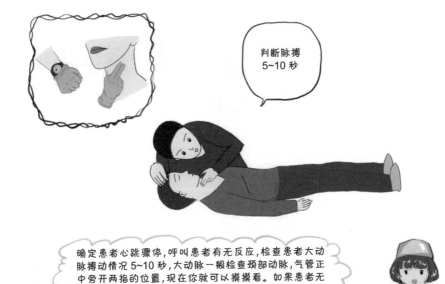

确定患者心跳骤停,呼叫患者有无反应,检查患者大动脉搏动情况5~10秒,大动脉一般检查颈动脉,气管正中旁开两指的位置,现在你就可以摸摸看。如果患者无意识,动脉搏动消失,请立即呼救,并开始心肺复苏

判断脉搏

（2）胸外按压。将手掌叠加放在胸骨中下 1/3 处,男性大约两乳头之间的位置。按压时肘关节伸直,利用肩部和背部的力量下压,然后放松让胸部回弹。频率为 100 ~ 120 次 / 分钟,按压深度为 5 厘米,尽量不超过 6 厘米。按压的过程尽量不要中断超过 10 秒,并继续寻求帮助。

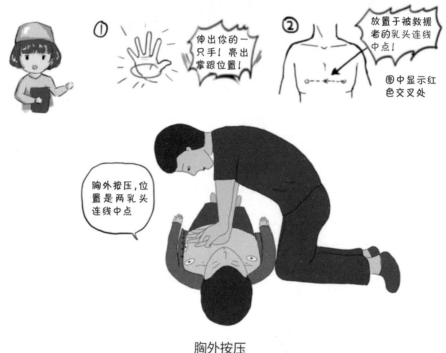

胸外按压

（3）开放气道。保持患者气道开放,但要保证患者颈部没有损伤的情况。清除口中异物和分泌物或者活动的假牙。如果是陌生人尽量在抢救过程中戴手套,避免不必要的感染。注意自身防护。

（4）一般按压 30 次后给予 2 次人工呼吸。人工呼吸是用手捏住患者鼻部,用口唇把患者的口部包住,缓慢吹气,可看见胸部起伏。每次吹气持续 1 秒。如果是陌生人最好有纱布一类的隔绝保护。

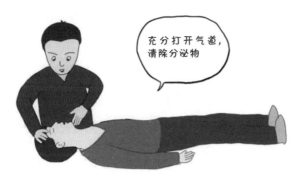

充分打开气道，清除分泌物

A 头部后屈法

B 仰头抬颏法

C 举颌法

打开气道有三种方法

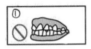

摘掉活动的假牙

尽量佩戴手套

开放气道

在整个过程中，每按压 30 次给予 2 次人工呼吸，算做一轮心肺复苏。中间停顿时间不要超过 10 秒。当然按压其实是很累的，如果有两个人可以轮流按压，直到救援人员到达

停顿时间 10 秒

O 对 O 人工呼吸

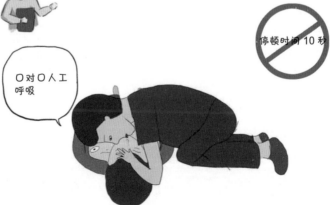

人工呼吸

在整个过程中,每按压 30 次给予 2 次人工呼吸,算做一轮心肺复苏。如果有两个人可以轮流按压,中间停顿时间不要超过 10 秒,直到救援人员到达。

一旦心脏停跳,生命就受到严重威胁。数秒内人就会出现意识丧失,60 秒人就会呼吸停止,4 分钟脑细胞就会出现死亡,超过 10 分钟人被抢救存活的概率几乎为零。因此当有人发生猝死,第一目击者立即识别并进行基本的生命支持是成功抢救的关键。

9. 如何使用除颤仪 AED

很多影视剧中可以看到医生手持除颤器为患者除颤最后转危为安的情景。医生用的那个除颤器是医用除颤器。需要经过专业的心电分析后才能进行除颤。生活中有一种普通大众可以用的除颤仪就是傻瓜心脏复苏器——AED。

AED 通常安装在有大量人员聚集的地方,如购物中心、机场、车站、饭店、体育馆、学校及紧急医疗服务站等。但在我国有些地区放置的可能是医用除颤器,使用前一定要分清。典型的 AED 通常显而易见,多以鲜红、鲜黄、鲜绿等颜色表示,加以坚固的外箱保护,并设有警钟,还配备方便施救的面罩、手套、剪刀、毛巾等急救物品。

AED 使用操作步骤如下:

(1)开启 AED,打开盖子,依据提示进行操作。

(2)将电极贴于患者右胸上部和左乳头外侧,一般电极上会有图样和说明。一定要紧密贴牢。

(3)将电极插入 AED 主机插孔。

(4)开始分析心电,按照语音和闪光灯提示进行操作。分析时不要触碰干扰除颤仪。分析结束,会发出是否除颤的指令。如果建议除颤,不要与患者接触,而且告诉附近的人远离患者。由操作者按下,放电除颤。

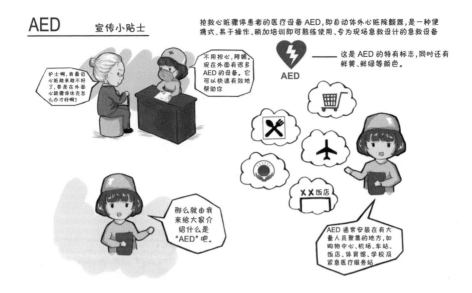

AED 简介

（5）一次除颤未恢复，可以进行 5 个周期的心肺复苏，再次除颤，直到医务人员到达现场。

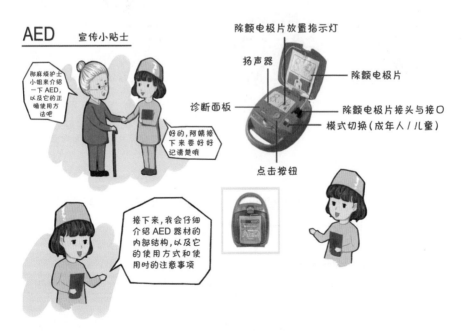

AED 组成

AED 使用的注意事项：

（1）AED 瞬间可释放 200 焦能量，所以施救过程中，按下放电按钮后，一定要确保自己和他人离开患者。

（2）在水中不可以使用，患者胸部有过多汗水也不行，一定要擦干。

（3）一定要记得呼救，尽快送医。

AED 宣传小贴士

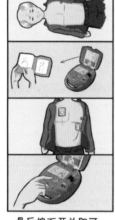

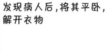
发现病人后，将其平卧，解开衣物

将电极片撕下

按照指示，将其贴在胸口

最后按下开关即可

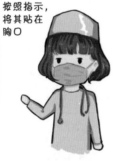

AED 使用十分简单、方便。但同样也有需要注意的地方

第一点：AED 可释放 200 焦能量，为了自身安全，在按下电流开关后，与病人保持距离

第二点：因为电流问题，器材不可以接触水、汗等液体。使用前，要保证病人皮肤干燥

第三点：发现病人后，及时用 AED 救助，也要紧急拨打急救电话，及时送医

AED 的使用

高质量的心肺复苏包括基础的心肺复苏和电除颤，它使救人的成功率大大增加，相信随着国家急救系统的不断完善，越来越多的城市会安装 AED，学会使用也许就会救人一命。

10. 老年冠心病患者的日常饮食指导

老年冠心病患者的日常饮食原则：饮食宜清淡，钠盐控制少于 5

克;多进食富含蛋白质、高维生素易消化的食物;少量多餐;多吃蔬菜水果,减少脂肪的摄入。

在饮食原则下建议摄入的食物:五谷杂粮及豆类;禽畜肉以瘦肉为主;油脂类以植物油为主,橄榄油最好;水产类淡水鱼及部分海鱼最好;奶每天 300 毫升,鸡蛋每周少于 4 个;各种新鲜蔬菜水果,尽量吃含钠低的蔬菜;调味品以糖醋、葱姜等天然调味品为主。可以饮用淡茶。

建议摄入的食物

不建议摄入或减少摄入的食物:各种加工的面包、点心、油条、饼干等;豆腐干、霉豆腐等;各种肉类罐头、腌制肉类、肉松、火腿;奶油、咸蛋、松花蛋;含钠高的蔬菜类及腌制的咸菜等;果脯、葡萄干等;味精、酱油等调味剂;各种汽水、酒类。

低钠	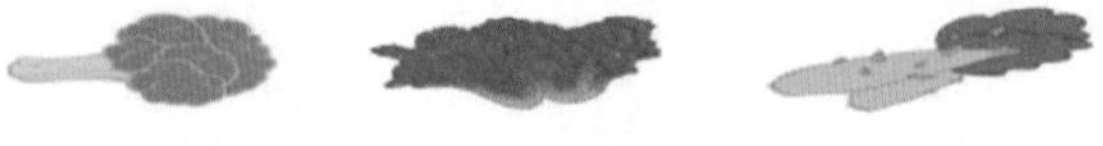 西蓝花	生菜	莴笋	
中钠	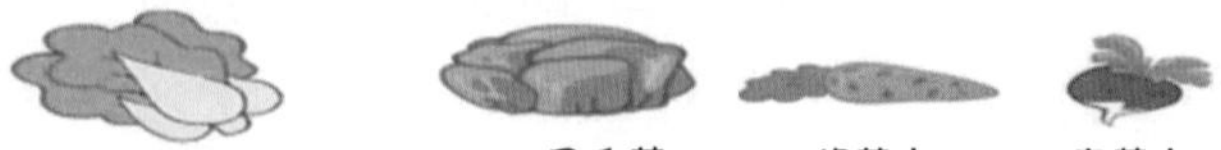 白菜	圆白菜	胡萝卜	青萝卜
高钠	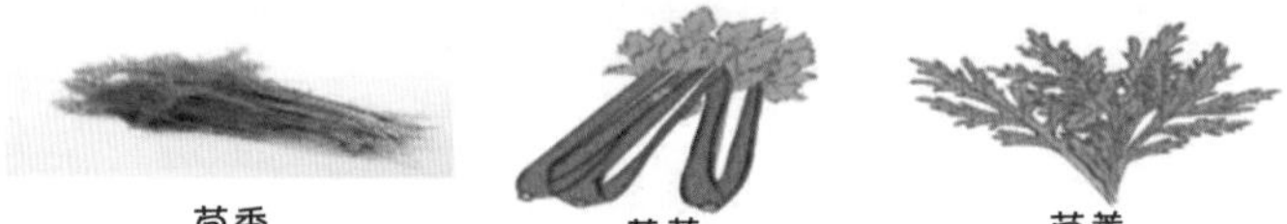 茴香	芹菜	茼蒿	

蔬菜的含钠量高低

粮食豆类	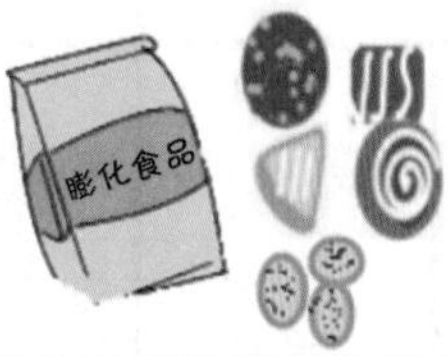 膨化食品	蛋	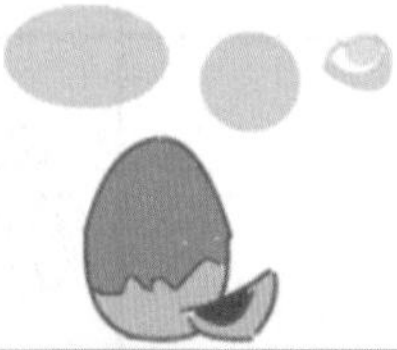
禽畜肉	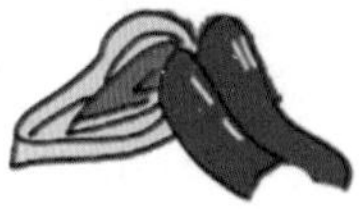	蔬菜水果	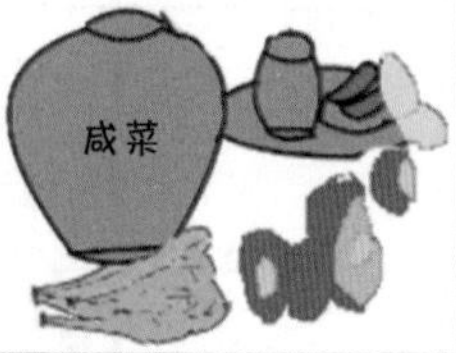 咸菜
油脂	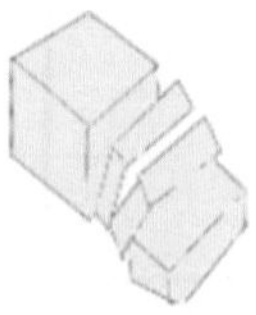	调味品	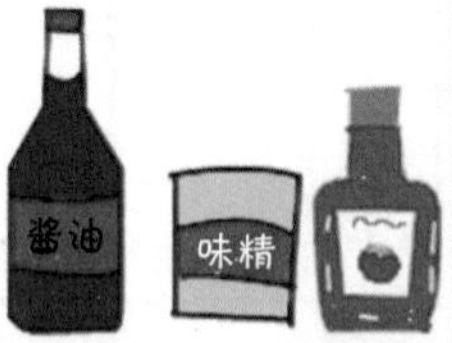 酱油 味精
鱼类	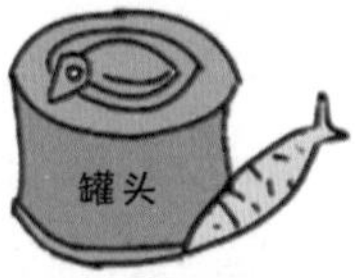 罐头	饮料	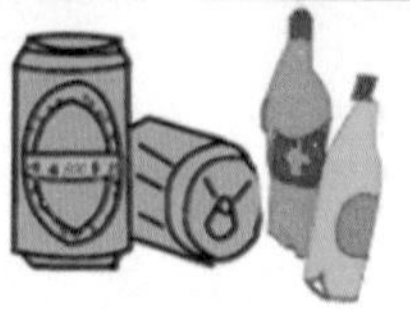

不吃或少吃的食物

11. 老年冠心病患者的用药指导

冠心病是老年人常见的慢性病之一。冠心病患者往往要服用多种药物维持治疗。规范的药物治疗可以延缓冠心病的发生发展。因此，冠心病患者应该学会和了解药物服用的注意事项，减少药物带来的不良作用。

（1）β受体阻滞剂使用注意事项

β受体阻滞剂：比如美托洛尔、比索洛尔等，一般在药物的名称中会发现"洛尔"两个字。该类药物能降低活动时的心率和血压，预防和减少心肌缺血的发作，改善患者的生存率，降低心肌梗死的风险。

1）β受体阻滞剂的副作用主要是心动过缓，会使人产生疲劳感。

2）服药期间不能突然停药，否则容易诱发心绞痛。

3）有哮喘病史的患者慎用，否则会诱发哮喘。

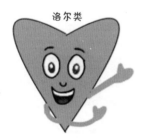

β受体阻滞剂：比索洛尔、美托洛尔等

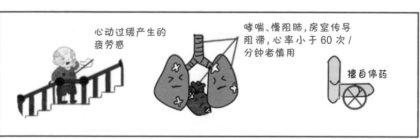

β受体阻滞剂

4）患慢性阻塞性肺疾病及房室传导阻滞、心率小于60次/分钟者，要遵从医嘱慎重使用。

（2）阿司匹林使用注意事项

阿司匹林作为抗血小板的药物,对冠心病的患者往往是推荐用药。那么老年患者在使用中要注意什么? 我们一起来看看。

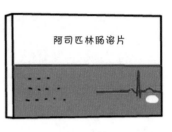

阿司匹林

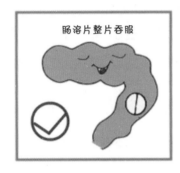

肠溶片整片吞服

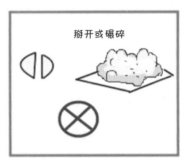

掰开或碾碎

不能服用阿司匹林

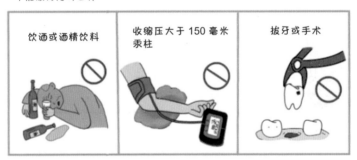

服用阿司匹林注意事项

首先,要注意剂型。最常见的是肠溶片。无特殊要求,建议整片吞服,不要掰开或碾碎。

其次,服用前要注意避免饮用酒和酒精饮料;血压升高,高压超过150毫米汞柱,会增加出血风险,要慎用;需要进行手术或者拔牙等出血操作时应至少停用一周。

最后,长期服用阿司匹林,要注意观察有无出血现象。阿司匹林的服用一定要遵医嘱,相信医生的评估,接受医生的建议。

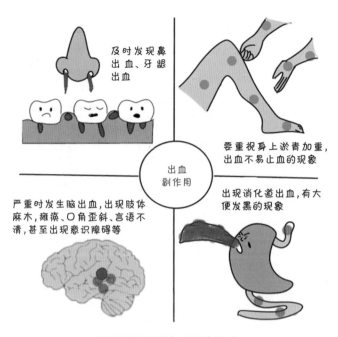

及时发现鼻出血、牙龈出血

要重视身上淤青加重，出血不易止血的现象

出血副作用

严重时发生脑出血，出现肢体麻木、瘫痪、口角歪斜、言语不清，甚至出现意识障碍等

出现消化道出血，有大便发黑的现象

服用阿司匹林后观察要点

（3）服用调脂药的要求

调脂药是指降低血脂的药物，常用的就是他汀类药物，如瑞舒伐他汀、阿托伐他汀、辛伐他汀等。

服用调脂药，有可能产生肌肉酸痛或肝功能的损害，要注意采血监测，评估治疗的安全性和有效性。血脂增高是一个长期的过程，不要擅自停药，导致血脂增高反弹。

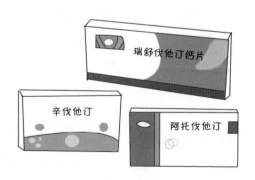

瑞舒伐他汀钙片

辛伐他汀

阿托伐他汀

调脂药的种类

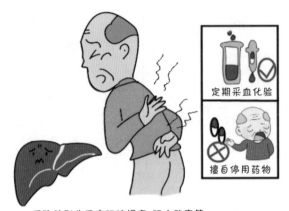

调脂药副作用有肝脏损害、肌肉酸痛等

调脂药的副作用

（4）急救药硝酸甘油和速效救心丸如何救命

对于冠心病患者，最担心的莫过于心绞痛的发生，那种压榨样疼实在是让人胆寒，而且还会有性命之虞。幸运的是有两种缓解心绞痛的药物——硝酸甘油和速效救心丸。这两种药都是冠心病患者家庭药箱内常备的急救药。但两者有哪些区别？如何使用才能救命呢？

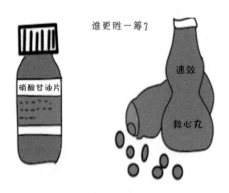

硝酸甘油与速效救心丸

硝酸甘油能迅速缓解心绞痛，是治疗心绞痛的急救药，可以为冠状动脉争取时间，有时可以救命。当心绞痛突然发作时，会有压榨感或窒息濒死感，可以舌下含服硝酸甘油。药物可以经过舌下黏膜迅速入血,更快发挥作用。坐位含服效果最好,可以避免站立时直立性低血压引起的晕厥,避免卧位时回心血量加大,影响疗效。一般连服三片无效,要马上拨打120。

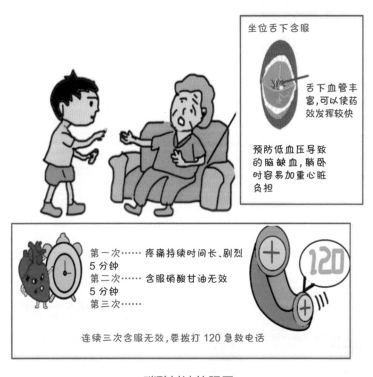

硝酸甘油的服用

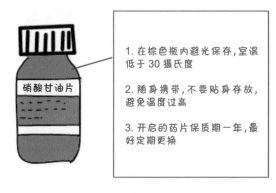

硝酸甘油的保存

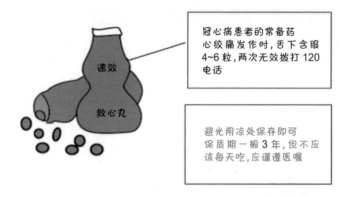

冠心病患者的常备药
心绞痛发作时,舌下含服
4~6粒,两次无效拨打120
电话

避光阴凉处保存即可
保质期一般3年,但不应
该每天吃,应谨遵医嘱

速效救心丸的使用及保存

速效救心丸具有预防、治疗、急救三方面的作用,在临床上使用已经30多年了,是冠心病高危人群的常备药,在医师指导下可以防治心脑血管疾病。一般发生胸闷、心前区不适、左肩酸沉时就迅速服用,发生典型心绞痛后再服用效果往往不理想。服用方法也是舌下含服,一次4～6粒,可先嚼碎放于舌下。连续服用两次无效,及时送医诊治。

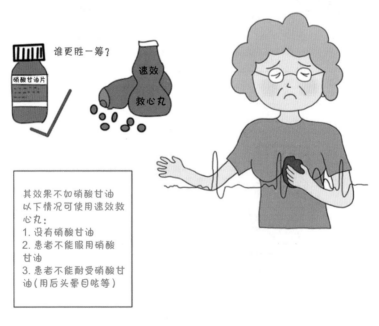

谁更胜一筹?

其效果不如硝酸甘油
以下情况可使用速效救
心丸:
1. 没有硝酸甘油
2. 患者不能服用硝酸
甘油
3. 患者不能耐受硝酸甘
油(用后头晕目眩等)

通过以上介绍可知，两者都有预防心绞痛的作用，但发作时硝酸甘油更胜一筹。两种药都是冠心病患者常备药，但并非常规治疗药物，不能乱用滥用。

12. 老年冠心病患者如何运动有益身心

定期的活动和体育锻炼有利于降低心脏病的发病风险，帮助降低血压、血脂和血糖，减轻焦虑和抑郁，提高生活的幸福感。

冠心病患者在开始锻炼时，要与自己的医生进行交流，特别是平时不爱运动的患者。选取自己感兴趣的运动，慢慢开始。在运动时穿合适的衣裤鞋子。当感觉胸口、下颌、胳膊等疼痛时应停止运动。运动时达到使自己可以保持说话的状态。

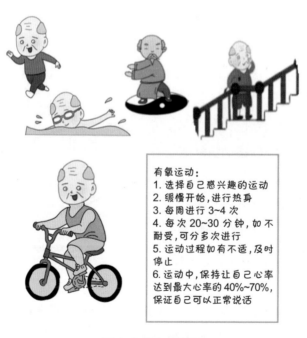

有氧运动：
1. 选择自己感兴趣的运动
2. 缓慢开始，进行热身
3. 每周进行 3~4 次
4. 每次 20~30 分钟，如不耐受，可分多次进行
5. 运动过程如有不适，及时停止
6. 运动中，保持让自己心率达到最大心率的40%~70%，保证自己可以正常说话

冠心病患者的运动

老年人还应该进行力量的训练及柔韧度和平衡力的训练，这些最好在康复医师的指导下进行规范锻炼。

13. 心脏支架手术配合要点

心脏支架是在介入手术中用于疏通冠脉血管的医疗器械。1977年瑞士苏黎世一位 38 岁男性烟民的左回旋支被球囊扩张后取得了良好的效果。但后来发现单纯球囊扩张的狭窄率惊人，促使了1986年心脏支架的诞生。

心脏支架经过设置加工，被医者们放入冠脉血管的狭窄部位，保证患者血流的再通。

小知识

自心脏支架诞生以来，所用材料几经变化，从开始的 316升不锈钢到钴铬合金、铂铬合金，到镍钛合金，再到现在研究中的可降解支架，每一种材料都希望尽善尽美。希望可以无毒，稳定性好，更轻薄，强度高，对血流影响更小，更容易内皮化，X 线下显影效果好，对核磁观察更加友好……太多要求了。但请您不要忘记心脏支架实际大小连一个指节都不到，真的是顶尖制造。

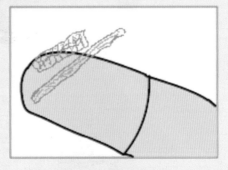

心脏支架的大小

心脏支架由顶级的设计师设计，他们都力求最完美，有完美的力学支撑。设计上的差异会带来不同的优点和缺点，因此没有哪种支架是完美的，都需要进行权衡。

把心脏支架顺利地放入冠脉血管内，需要患者的配合。患者术前术后需要做到以下几点：

手术前一天，医生护士会给您做术前宣教，告诉您术前准备相关事情。

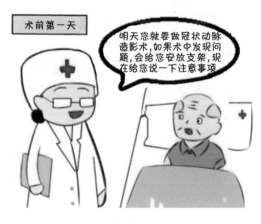

术前指导

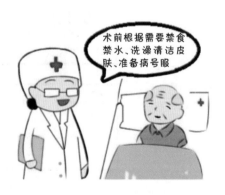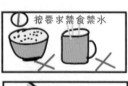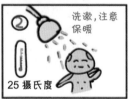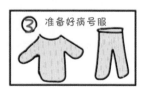

术前准备

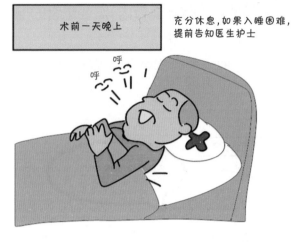

术前一天晚上

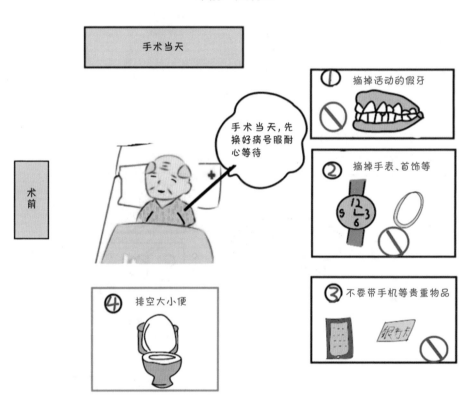

手术当天

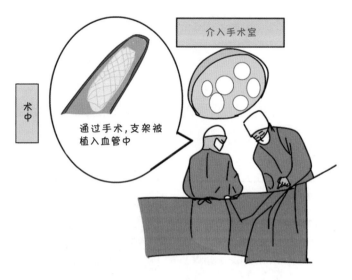

手术

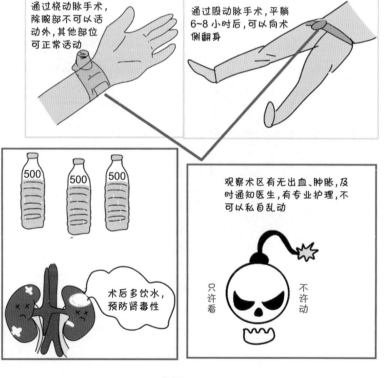

术后

14. 心脏支架术后的用药指导

心脏支架植入后对人体毕竟是一枚小小的异物,所以患者必须服用一定抗凝药物,保证血栓不会找上门。一般来说需要服用氯吡格雷或替格瑞洛大约 1 年时间,需要终身服用阿司匹林。一定要遵医嘱按时服药,注意出血的副作用,不要私自停药。

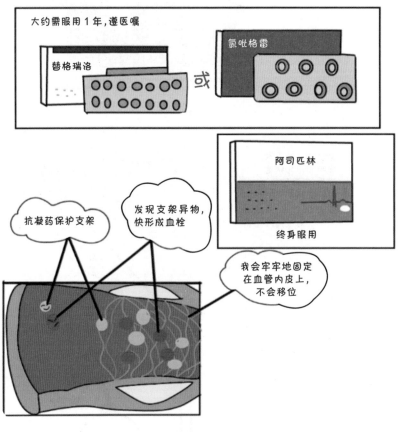

抗凝药的作用

15. 心脏支架术后生活指导

心脏支架植入体内后,患者在日常生活中应该注意哪些问题?

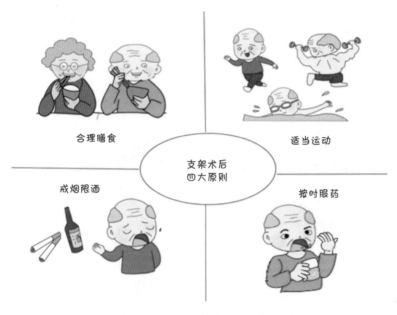

支架植入后的生活原则

有人担心支架放进冠脉血管后会随着血流移位脱落,为此茶饭不思,不敢活动。其实支架被手术医生安装入血管时会通过球囊扩张与血管壁紧紧贴牢,嵌入血管管壁,后期会慢慢与血管长在一起,所以是不会移位和脱落的,也不影响日常活动。但开车会增加精神紧张,建

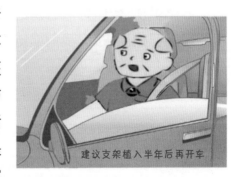

支架植入后开车时间

议半年内不要开车。

　　还有人安装支架后，一到医院就问医生可不可以做核磁检查。其实冠脉支架都是用弱磁性或无磁性的材料制作的。对于弱磁性的支架，6 ~ 8周后（新生内膜对支架的固定）进行核磁检查也是没问题的。在安装支架前，医生会给您讲解心脏支架的类型，您可以根据自身条件选择心脏支架的材料类型。

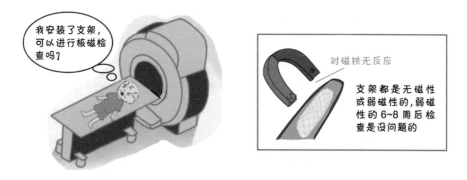

安装支架术后核磁检查

　　一枚小小的冠脉支架放入血管内，可以为我们的心脏重新带来活力，也需要我们对它细心地呵护。当然随着学科的发展，支架的面貌会变化更快，但做好冠心病的预防，不安装支架才是最重要的。正所谓不治已病治未病，我们期待未来会有更好的技术与措施，让患者受益。

16. 冠脉搭桥手术简介

　　冠脉搭桥手术又叫冠状动脉旁路移植术，是治疗冠心病的外科手术方法。一般以下情况要考虑冠脉搭桥手术：

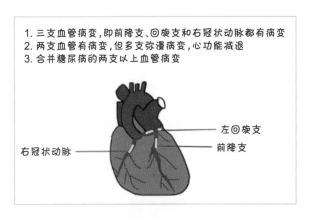

1. 三支血管病变,即前降支、回旋支和右冠状动脉都有病变
2. 两支血管有病变,但多支弥漫病变,心功能减退
3. 合并糖尿病的两支以上血管病变

左回旋支
前降支
右冠状动脉

需要搭桥的患者

搭桥中的"桥",是指在主动脉与冠状动脉之间重新建立一条通道,像架桥一样,使血管绕过病变血管,让血流到达远端的冠状动脉。用的桥血管都来源于自身,在临床上可以选静脉,也可以选动脉。常用的有大隐静脉、乳内动脉、桡动脉。

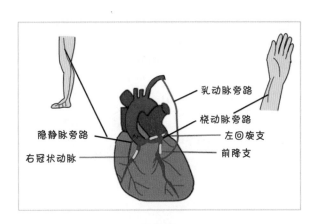

乳动脉旁路
桡动脉旁路
隐静脉旁路
左回旋支
右冠状动脉
前降支

桥血管

冠脉搭桥手术中,患者全过程都在麻醉状态下进行,过程需要4～6小时。

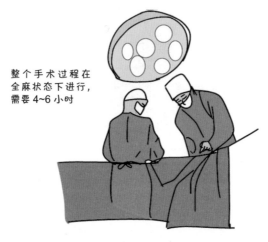

整个手术过程在全麻状态下进行,需要4~6小时

搭桥手术时间

17. 冠脉搭桥手术的术前准备

冠脉搭桥手术前,患者要保持乐观开朗的心情,好好休息。

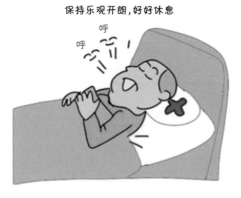

保持乐观开朗,好好休息

呼 呼

术前做好心理准备

术前准备好生活用品,还需要进行一些术前训练,为术后的康复打好基础。

准备好生活用品

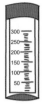
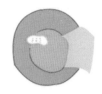

术前 1 周停用阿司
匹林等抗凝药

术前 6 小时
禁食禁水

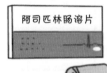

搭桥术前准备

做好如下训练

吸气　　　　　呼气

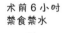

1. 腹式呼吸每日 3 次,每次
10~15 分钟

采取仰卧位或坐位,用
鼻吸气,使腹部隆起

采取仰卧位或坐位,用嘴呼
气,使腹部收起

2. 咳嗽训练:取坐位,身体稍前倾双手交
叉于胸前,咳嗽时,手支托伤口,5~6 个
深呼吸,深吸气时张口用力咳嗽

咳、咳

3. 练习正确的站立方式

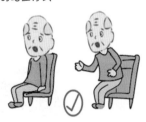
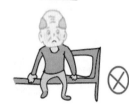

搭桥术前练习

18. 冠脉搭桥术后下肢水肿怎么办

选用大隐静脉作为桥血管的患者,因为下肢血液回流受到影响,尤其是初期,会引起下肢水肿。为了减轻水肿,可以采取以下措施:

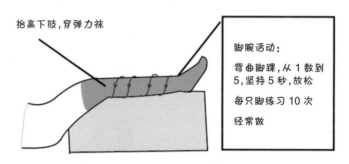

搭桥术后下肢水肿

下肢水肿的情况会随着下肢静脉的代偿,逐渐减轻或消退。

19. 冠脉搭桥术后的生活指导

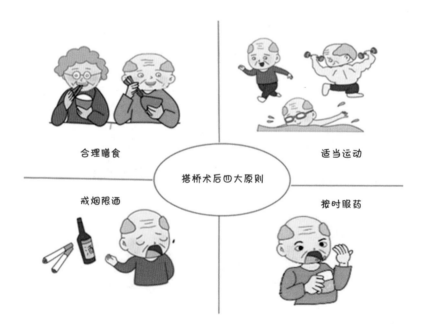

搭桥术后生活原则

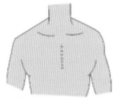

术后伤口管理：术后愈合好一周左右拆线，保持伤口干燥，注意体温变化，发现有脓性分泌物及时就医

术后出院后一般采用淋浴，不要坐浴，避免长时间双上肢举高，水温38~40℃，最好家人陪伴

伤口愈合大约3~6个月，期间避免提5~10千克的重物，避免举重、抱小孩等

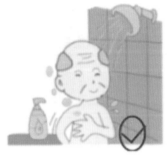

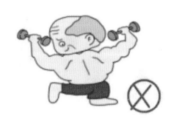

医生未明确可以开车前，不允许开车

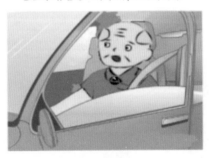

搭桥术后注意事项

（二）高血压患者的自我照护

虽然近几年我国的高血压防治工作取得了长足的进展，但是高血压的发病率在逐年上升。我国高血压知晓率及血压的治疗控制率还不足50%。所以，提高高血压知识的宣传力度和治疗规范率是一件任重道远的事情。

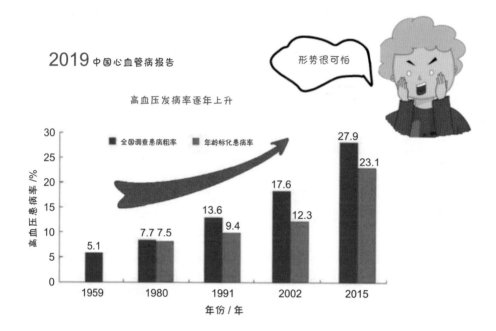

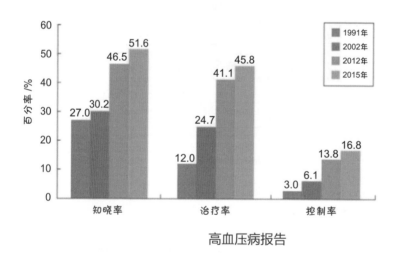

高血压病报告

1. 老年高血压的诊断标准

血压是老年人身体健康的晴雨表,血压或高或低都会影响老年人的身体健康。

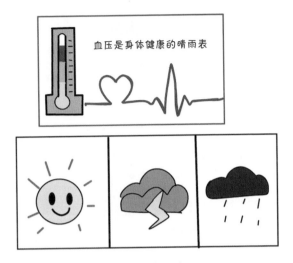

健康的晴雨表

血压是指血液在血管内流动时对于单位面积血管壁的侧压力，它是血液流出心脏后在血管内流动的动力。没有了血压，人的生命也就结束了。

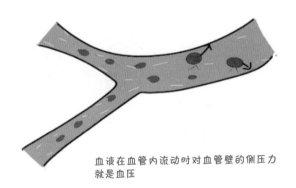

血压

平时测出的血压有两个数值，一个是收缩压，一个是舒张压。

收缩压是我们测量出来时高的血压。它是心脏收缩时，血液从心室流入动脉时产生的血压，此时，血液对血管壁的压力最高，叫作高压。

舒张压是我们测量得到的低值。它是心脏舒张时，动脉血管弹性回缩，血液继续流动，此时，血液对血管壁的压力较低，也称为低压。

一般年龄大于等于 65 岁的老年人，在不服用降压药物的情况下，非同日 3 次测量血压，收缩压大于等于 140 毫米汞柱和 / 或舒张压大于等于 90 毫米汞柱，就是老年高血压。

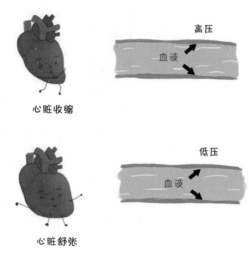

血压的两个值

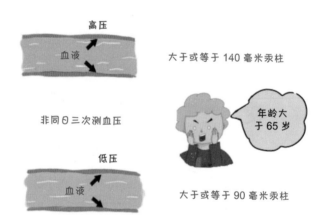

老年高血压

小知识

根据高压与低压的值，《中国老年高血压管理指南 2019》对血压进行了不同的命名和分级。

老年高血压的定义和分级

分级	收缩压 / 毫米汞柱		舒张压 / 毫米汞柱
正常血压	<120	和	<80
正常高值	120~139	和 / 或	80~89
高血压	≥ 140	和 / 或	≥ 90
1 级高血压	140~159	和 / 或	90~99
2 级高血压	160~179	和 / 或	100~109
3 级高血压	≥ 180	和 / 或	≥ 110
单纯收缩期高血压	≥ 140	和	<90

注：当收缩压和舒张压分属不同的级别时，以较高的级别为准，单纯收缩期高血压按照收缩压水平分级。

血压一天 24 小时会随着时间的变化而变化，也会随着季节的变化而变化。不同的人会有不同的变化规律，一般来说，24 小时血压的变化像一把长柄杓，夏天的血压会低于冬天的血压。

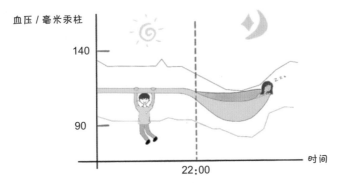

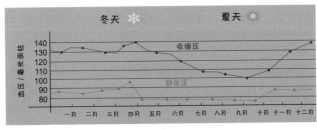

血压的变化规律

根据 24 小时血压变化的情况可以分为非杓型血压、超杓型血压、反杓型血压。

杓型血压即夜间血压（22:00-8:00）较白天血压（8:00-22:00）下降 10%~20%。

非杓型血压即夜间血压下降的幅度与白天相比不足 10%。

超杓型血压即夜间血压下降幅度大于白天血压的 20%。

反杓型血压即夜间血压高于白天血压。

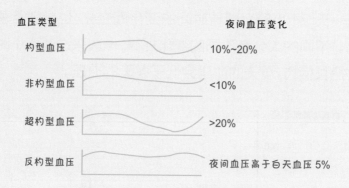

2. 高血压的危害

血压高使血管的状态就像不断被吹大的气球，轻者气体出来之后，气球无法恢复原样，重则有吹爆的危险。血管分布于人体的各个器官，所以高血压会对各个器官造成损伤。

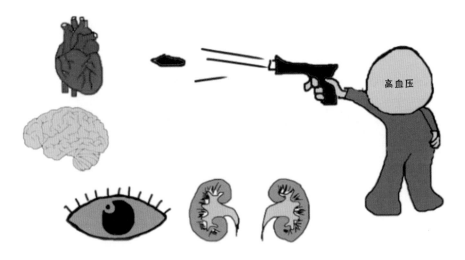

高血压的危害

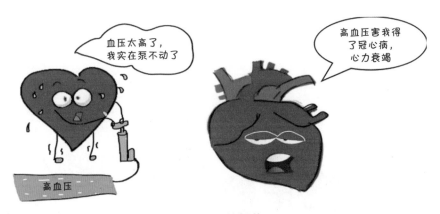

高血压对心脏的损伤

大脑的损伤

　　长期高血压使脑血管硬化、狭窄,诱发脑梗死和脑出血,危及生命。如果发生剧烈的头疼、喷射性的呕吐等一定要立即就医,查明原因。

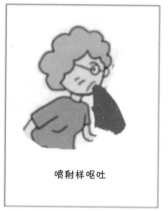

喷射样呕吐

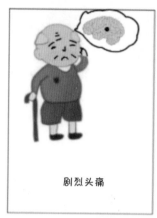

剧烈头痛

高血压脑病的表现

高血压脑病

肾脏的损伤

肾脏主管过滤废物,它像人体的筛子一样,把对人体有害的代谢产物形成尿液排出体外。血压过高,筛子的筛孔就会变大,导致一些好的物质被筛出,形成蛋白尿、血尿等。血管硬化也会导致肾缺血缩小,最后引发肾衰竭。

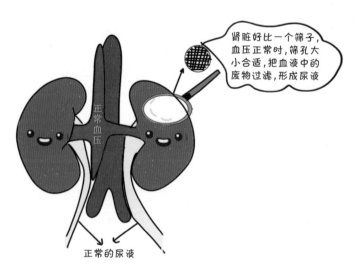

肾脏好比一个筛子,血压正常时,筛孔大小合适,把血液中的废物过滤,形成尿液

正常血压

正常的尿液

血压与肾脏的关系

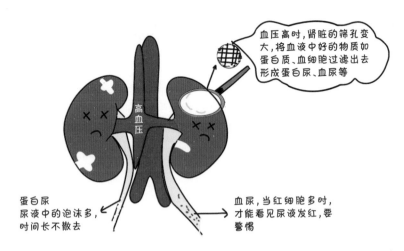

血压高时，肾脏的筛孔变大，将血液中好的物质如蛋白质、血细胞过滤出去形成蛋白尿、血尿等

高血压

蛋白尿
尿液中的泡沫多，
时间长不散去

血尿，当红细胞多时，
才能看见尿液发红，要
警惕

高血压对肾脏的损伤

眼睛的损伤

高血压患者动脉变细，血流缓慢，造成眼底缺血，严重时血管内皮损伤，容易形成栓子，一旦栓子脱落，患者就会突然看不见。时间过长，对视网膜往往造成不可逆的损害。

高血压还会造成眼底出血，老年人是发生眼底出血的高危人群。患者会出现迅速、无痛性的视力下降，严重者导致失明。

看眼知心病，眼睛是人体唯一可以直接观察血管的器官。通过眼底检查可以发现高血压对眼睛的损伤。日常生活中如果感觉视力发生大的变化，一定要及时就医。

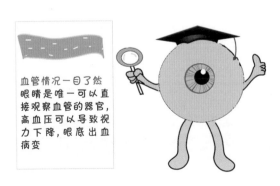

血管情况一目了然
眼睛是唯一可以直接观察血管的器官，高血压可以导致视力下降，眼底出血病变

高血压眼病

高血压导致各个器官受到损伤,所以抓住高血压,解决破坏分子,是医生和患者共同的责任。

3. 控制血压,学会监测很重要

通过测量血压可以了解患者的血压变化及血压控制情况,尤其是家庭血压监测在其中发挥重大作用。如何对血压进行监测? 让我们一起进行学习。

首先,血压计应如何选择?

(1)水银式血压计还是电子式血压计

水银式血压计测量的准确性和稳定性较高,但对使用者的要求也很高。如果操作不准确、不到位,血压测量就不准确。而且汞为危害人体健康的重金属,居家是不建议选择水银血压计的。选择的电子血压计只要经国际标准认证,其数值一般就是准确和有意义的。

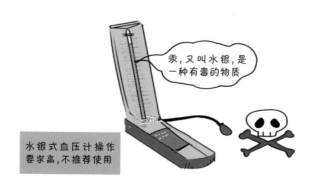

水银式血压计

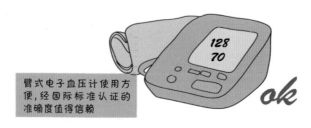

电子血压计

（2）手臂式还是手腕式

对于正常人两者都可以。但是中老年人，由于血液黏稠度高，微循环不畅等，建议选用臂式血压计。腕式血压计携带更为方便，且使用时无需暴露上臂，在寒冷地区或脱衣服不方便者（残疾人）使用较方便，但不同血压计之间前臂的放置方法差别较大。因此，如果选择使用腕式血压计，需严格按照血压计的使用说明进行血压测量。市面上还有无充气式及手指式等血压计，现阶段都是不推荐的。

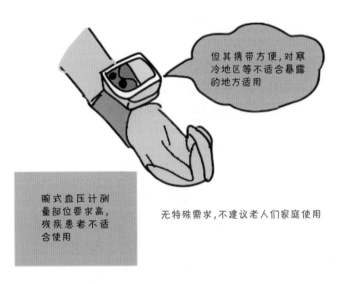

腕式血压计

（3）功能多的还是功能少的

功能太多对老年人来说没有太大意义，但血压记忆功能对老年人来说是很方便的，可以帮助被测量者评估一段时间内血压变化的情况。市面上还有很多非常吸引眼球的血压监测技术，比如无袖带测压、无接触测压等，这些技术并不成熟，所以建议老人们不要随意相信这些宣传，以防受骗。

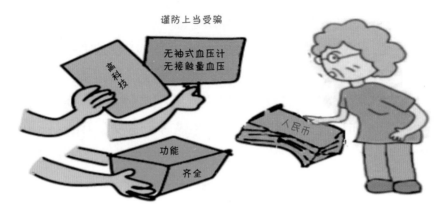

谨防上当受骗

（4）血压计的校准

血压计在使用期间,应定期进行校准,至少每年 1 次。可在购买处或就医处寻求帮助,进行校准。一些销售网络较完善的企业通常也会提供其所售血压计的校准服务。

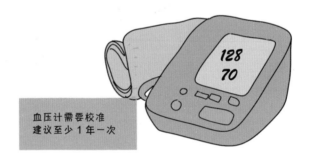

血压计校准

（5）血压计袖带的选择

目前大部分电子血压计都配置了适用于大多数被测量者的标准袖带（上臂臂围小于 32 厘米）和供上臂臂围较大者使用的大袖带（上臂臂围大于等于 32 厘米）。如果给儿童、青少年或其他上臂过细者测量血压,应选择小袖带。袖带长度应达到手臂周长的 75% ~ 100%。

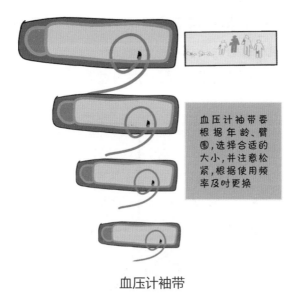

血压计袖带要根据年龄、臂围，选择合适的大小，并注意松紧，根据使用频率及时更换

血压计袖带

其次，如何保证测量血压值的准确性？

（1）测血压前患者应排空膀胱，在温暖适宜的环境中，避免喝刺激性的饮料，在有靠背的椅子上坐位休息至少 5 分钟后，开始测量血压。

测量血压时，应避免在以下情况马上测量，应该选择身体较为平静的状态

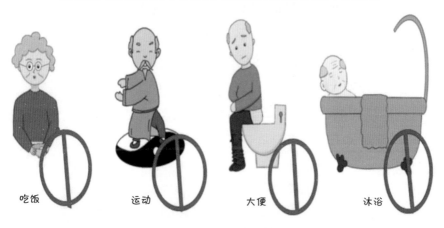

吃饭　　　运动　　　大便　　　沐浴

测血压前保持平静

（2）测量血压时，将袖带下缘距离肘窝 2 ～ 3 厘米处，使袖带的指示点对准肱动脉搏动处。

（3）将袖带绑紧，松紧以放入一指为宜。

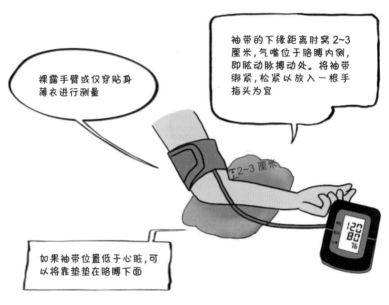

裸露手臂或仅穿贴身薄衣进行测量

袖带的下缘距离肘窝 2~3 厘米，气嘴位于胳膊内侧，即肱动脉搏动处。将袖带绑紧，松紧以放入一根手指头为宜

2~3 厘米

如果袖带位置低于心脏，可以将靠垫垫在胳膊下面

血压计袖带的正确用法

（4）测量血压时，将捆绑袖带一侧的前臂放在桌子上，捆绑袖带上臂的中点与心脏处于同一水平，两腿放松、落地。

（5）家庭血压监测时，应每日早上、晚上测量血压，每次测量应在坐位休息 5 分钟后，测 2 ～ 3 次，间隔 1 分钟。

（6）初诊患者，治疗早期或虽经治疗但血压尚未达标患者，应在就诊前连续测量 5 ～ 7 天；血压控制良好后，每周至少测量 1 天。做好血压监测。

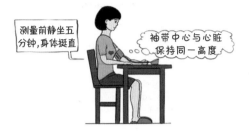
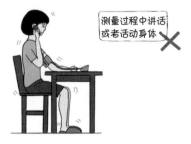

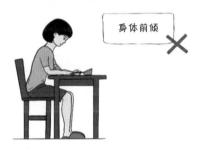
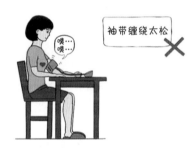

测血压的正确姿势

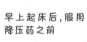
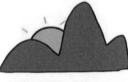
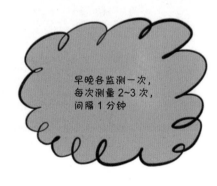

家庭测血压频率

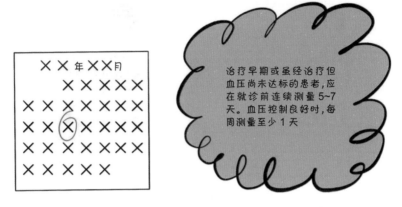

初诊患者测血压频率

为了确保家庭血压监测的质量,血压监测期间应记录起床、上床睡觉时间、三餐时间及服药时间的血压。

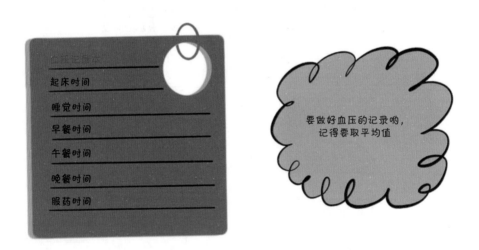

做好血压记录

您学会正确地监测血压了吗?只要您学会准确地测量血压,就有利于您血压的监测和控制,减少高血压相关的并发症。为自己的健康做好保障。

4. 识别高血压发作症状

在生活中,当老年人出现以下表现时,一定要及时测量血压,预防高血压并发症。

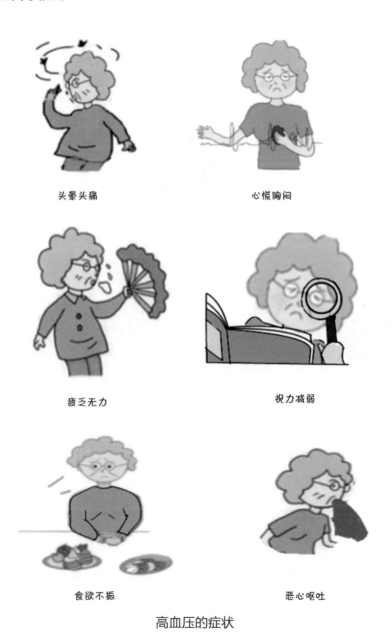

头晕头痛

心慌胸闷

疲乏无力

视力减弱

食欲不振

恶心呕吐

高血压的症状

5. 如何控制高血压

(1)记住降压药的名字

临床上常用的降压药有五大类:钙离子拮抗剂、血管紧张素Ⅱ受体拮抗剂、血管紧张素转化酶抑制剂、利尿剂和 β 受体阻滞剂。这些名称对于老年人都太复杂,那老年人如何记住降压药的种类呢?

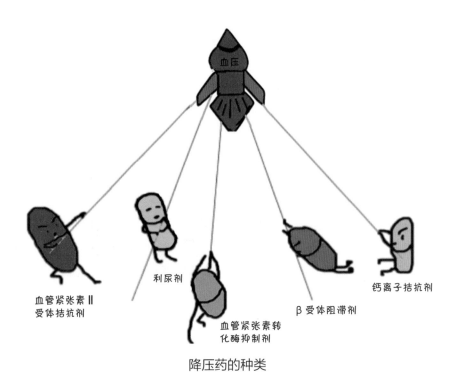

降压药的种类

钙离子拮抗剂:比如硝苯地平、氨氯地平等,在药物的名称中会发现地平两个字。

血管紧张素转化酶抑制剂:比如卡托普利、依那普利,一般在药物的名称中会发现普利两个字。

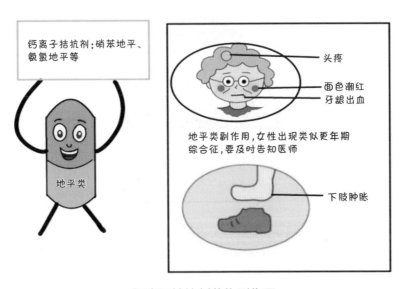

钙离子拮抗剂药物副作用

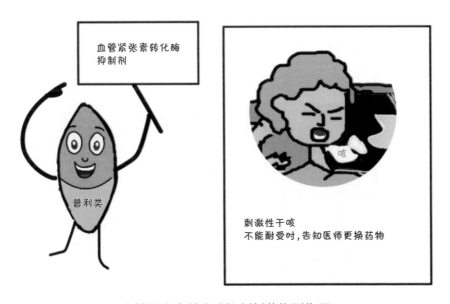

血管紧张素转化酶抑制剂药物副作用

　　血管紧张素Ⅱ受体拮抗剂：比如缬沙坦、厄贝沙坦等，一般在药物名称中会发现**沙坦**两个字。此类降压药副作用与血管紧张素转化酶抑制剂类似，但不会出现干咳。

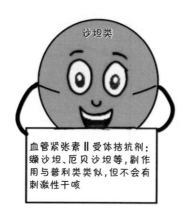

沙坦类

血管紧张素Ⅱ受体拮抗剂：缬沙坦、厄贝沙坦等，副作用与普利类类似，但不会有刺激性干咳

利尿剂：常用的有氢氯噻嗪、呋塞米、螺内酯、吲达帕胺等。利尿剂的副作用有直立性低血压和代谢紊乱（如电解质紊乱、糖脂代谢紊乱、尿酸增高等）。痛风的患者一般不宜使用。老年人使用利尿剂会出现夜尿增多，如厕次数增多，要注意预防跌倒坠床。

β受体阻滞剂：比如美托洛尔、比索洛尔等，一般在药物的名称中会发现洛尔两个字。它也是冠心病患者的常备药，我们前面已经介绍过了。

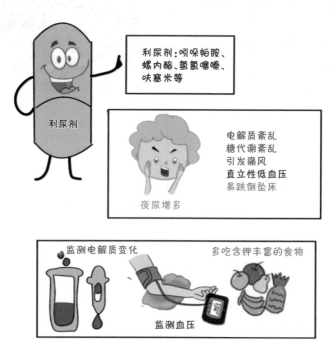

利尿剂：吲哚帕腙、螺内酯、氢氯噻嗪、呋塞米等

利尿剂

电解质紊乱
糖代谢紊乱
引发痛风
直立性低血压
易跌倒坠床

夜尿增多

监测电解质变化　　多吃含钾丰富的食物

监测血压

（2）老年人何时需要降压药治疗

对于初发高血压患者，在早期通过生活方式干预、饮食调整等方法，可以把血压控制到一定程度。如果血压控制不理想，危险因素多，比如高龄、吸烟、肥胖合并高血脂、高血糖、患冠心病等，一旦确诊高血压，非药物治疗只是辅助手段，一定要坚持药物治疗。因为即便没有出现症状，血压的持续升高已经对心脏、脑、肾脏等重要器官造成损害，待出现脑卒中、心力衰竭、尿毒症时再用药为时已晚。

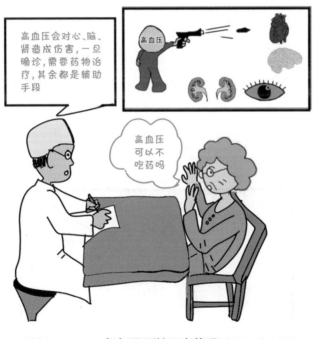

高血压可以不吃药吗

65~79 岁的老年高血压普通患者,收缩压大于等于 150 毫米汞柱和 / 或舒张压大于等于 90 毫米汞柱时推荐开始药物治疗,收缩压大于等于 140 毫米汞柱和 / 或舒张压大于等于 90 毫米汞柱时可考虑药物治疗;大于等于 80 岁的老年人,收缩压大于等于 160 毫米汞柱时开始药物治疗。

(3)老年人如何避免走入降压误区

误区一:血压正常了,可以停药吗

高血压患者服药后血压恢复正常,不等于高血压已经治愈,只是表明血压在药物的作用下暂时得到控制,应继续服用维持量而不是完全停用降压药。突然停用降压药会造成血压反弹,易引起高血压急症等危急情况。所以要按时服药,一般早起第一件事就是服用降压药,把血压控制好,开始一天的美好生活。

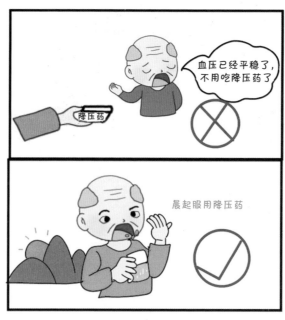

降压药的服用

误区二：效仿别人的降压方案

高血压患者一定有这样的疑问："护士告诉我，起床第一件事就是服用降压药，难道胃不会不舒服吗？""我的降压药每天吃两次，到底什么时候吃好呢？""降压药到底是饭前服用好，还是饭后服用好？""每天必须在特定的时间服用降压药吗？"这些疑问其实临床上并没有统一标准的答案。因为每个人的高血压情况不一样，服用的药物也并不一样每位患者降压药服用都需私人定制。

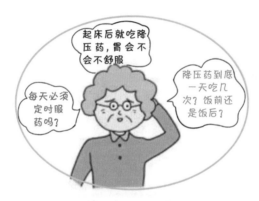

降压药到底什么时候服用？

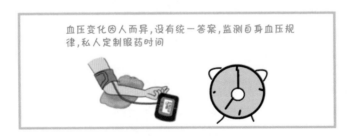

降压药的服用时间

血压的变化规律因人而异,有的人白天高夜间低,有的人正好相反;有的人对某种降压药敏感,但有些人需要联合用药……这些情况都需要专业的医生进行评估。个体化原则是降压治疗的基本原则,每位患者治疗都要区别对待,切忌生搬硬套他人处方用药。

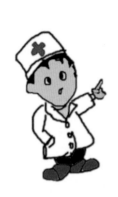
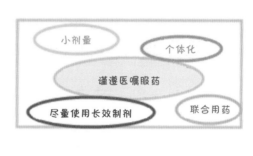

小剂量

个体化

谨遵医嘱服药

尽量使用长效制剂

联合用药

降压药的使用原则

误区三:急于降血压

急于控制血压,希望降得越快越好,越低越好。一旦降不下来,就立马换药。这是很多高血压患者常进的误区。降血压讲究平稳二字,发生高血压急症、主动脉夹层等危急情况除外。如果血压的变化像坐过山车一样忽高忽低,对老年人来说是不合适的,降得过快过低,容易诱发脑缺血等事件的发生。

误区四:服用药物,就不用监测血压了

有些患者服用降压药后就不再关注血压,这是不正确的。血压的波动受很多因素的影响,比如饮食、运动、情绪、服药的依从性,甚至季节、天气等不可预知的因素,因此监测血压很重要。我们要根据血压控制的情况,随时采取措施,优化治疗方案。

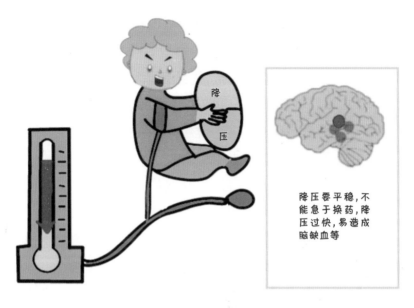

降压要平稳,不能急于换药,降压过快,易造成脑缺血等

降压不能太快

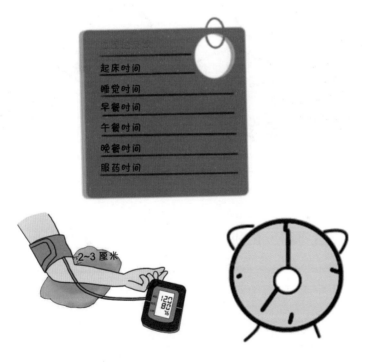

血压要监测

误区五：相信保健高科技

现在各种媒体报纸宣传各种保健品、中成药的降压根治作用，其实都是过分鼓吹，作用非常轻微，甚至有害。而一些宣传有降压作用的仪器，比如降压枕头、手镯、项链、鞋垫等，都是没有科学实验支持的。老年人与其将钱花在这些虚假的保健品、保健仪上，不如想想如何可以使自己按时、规律地服用药物。

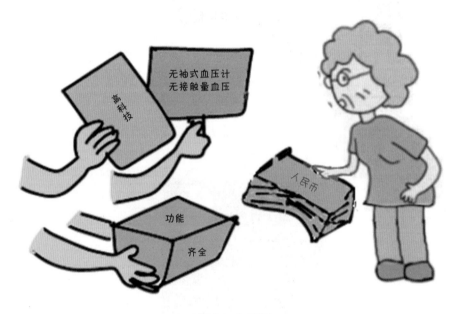

谨防上当受骗

（4）老年高血压患者日常生活指导

有的患者觉得反正我吃着这么贵的药，那就可以想吃什么吃什么，想熬夜就熬夜，想喝酒就喝酒，想抽烟就抽烟……这是不正确的。高血压患者不能单纯地只靠药物控制，要注意养成良好的生活习惯。

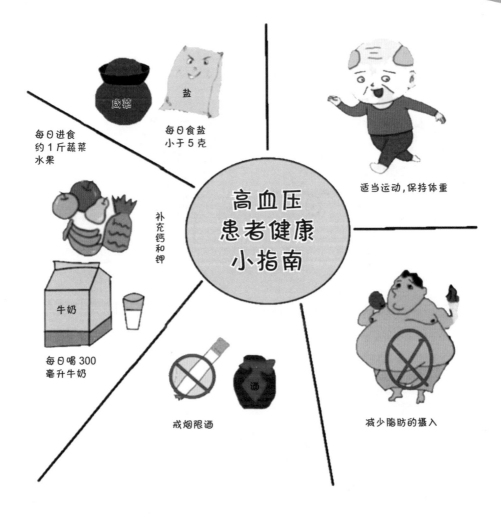

(三)让心放松——心力衰竭患者的自我照护

1. 了解心力衰竭

心脏作为"超级水泵",一刻不停地向外泵出血液,供应全身的营养和氧气。当心脏劳累血液泵不动时,就发生了我们所说的心力衰竭。

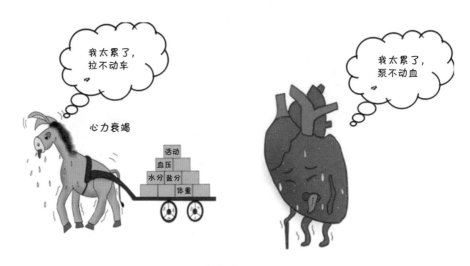

心力衰竭

心力衰竭发生的原因和诱因很多,整个过程可以比喻为驴拉车的现象,简单地说,驴太累了(比如心肌炎、心肌病),吃得不好(比如冠心病),跑得太快(比如太兴奋、太劳累),拉的车太重(比如水分、盐分摄入太多,体重过胖)等。

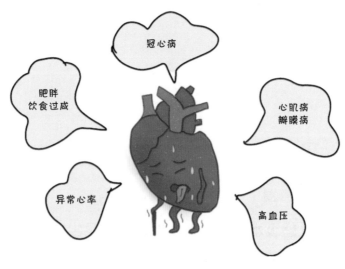

心力衰竭的原因

2. 识别心力衰竭的早期表现

心力衰竭是一种进展性的疾病,警惕早期心力衰竭的表现,可以及早预防心力衰竭的发展。对于身体发出的一些小信号,不能忽视,一定要及早就医,切不可讳疾忌医。

心力衰竭的早期症状:呼吸不畅、呼吸浅快、夜间睡眠平卧时呼吸不畅、腿及足部发生凹陷性水肿、疲乏无力、食欲缺乏、夜间排尿频繁等。

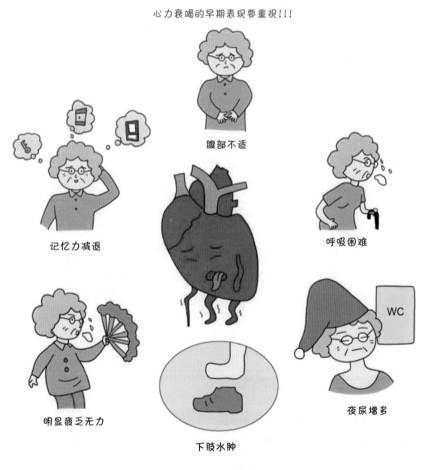

心力衰竭的早期表现要重视!!!

记忆力减退　腹部不适　呼吸困难

明显疲乏无力　下肢水肿　夜尿增多

心力衰竭的早期表现

3. 如何避免心力衰竭的发生

心力衰竭的心脏就像一位迟暮的老年人，是心血管疾病发展到最后的结局，不可逆转。老年人应重视心力衰竭的早期表现，避免诱因，可以延缓心力衰竭的进展。预防心力衰竭的发生老年人需要注意以下事项：

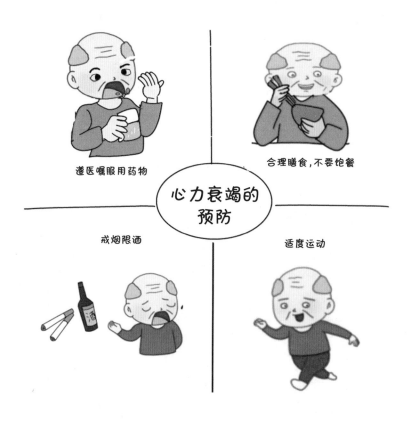

遵医嘱服用药物　　　合理膳食，不要饱餐

心力衰竭的预防

戒烟限酒　　　适度运动

4. 心力衰竭患者正确的体位

对于心力衰竭患者来说，采取一定的体位，有利于缓解心脏的负担。没有任何不适时，可以以自己最舒服的姿势睡觉。当老年人感觉不舒服时，可以首先采取右侧卧位，减轻左侧心脏的负担。

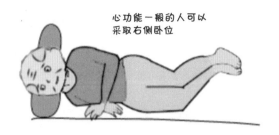

心功能一般的人可以
采取右侧卧位

右侧卧位

如果右侧卧位仍然有呼吸不畅等感觉,可以采取斜坡卧位。使身体与床面呈 15°～30° 的夹角。

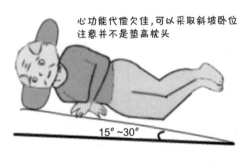

心功能代偿欠佳,可以采取斜坡卧位
注意并不是垫高枕头

15°~30°

斜坡卧位

心力衰竭症状严重的患者,一般采取端坐卧位,这时患者往往被迫坐位,不能平卧,要注意臀部及双脚等部位的皮肤问题。

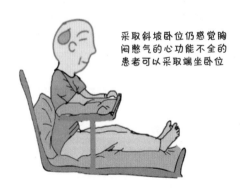

采取斜坡卧位仍感觉胸
闷憋气的心功能不全的
患者可以采取端坐卧位

端坐卧位

要注意，心脏功能良好时一般不会影响睡眠。一旦发现睡觉时出现不适，导致无法入睡，应提高警惕，及早就医。

5. 心力衰竭患者饮食要点

发生心力衰竭时，心脏的负担很重，在饮食方面应注意减轻心脏的负担。要特别注意食盐的摄入量，发作期时每天要小于 2 克；控制液体的摄入量在 1000 ～ 1500 毫升，注意观察自己的尿量及出汗量，保证出多入少；养成阅读食物标签的习惯，选择健康食物；为保持大便通畅，每日应保证膳食纤维的摄入；一定要戒烟戒酒。

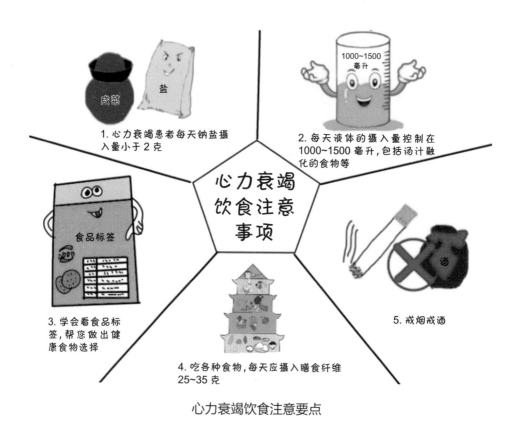

心力衰竭饮食注意要点

6. 心力衰竭患者用药观察要点

心力衰竭大部分都是终身疾病,需要长期服用药物进行治疗和预防。在服药过程中需要监测心力衰竭症状的变化,以便医生更好地制定治疗方案。

(1)要监测自己的运动耐力和症状,记录运动的方式、频率、时间、运动中的心率和血压,以及出现的症状,这样可以帮助医生对治疗方案进行更改。

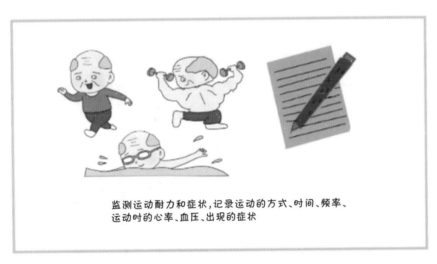

监测运动耐力和症状,记录运动的方式、时间、频率、运动时的心率、血压、出现的症状

监测运动耐力和症状

在运动中要注意以下几点:

(2)监测电解质变化。心力衰竭患者用药,比如利尿剂等,会引起血液中电解质的变化。要遵医嘱定期监测电解质变化,在服用新的药物时,要立即监测。

(3)监测心率和血压。心率和血压是非常重要的反映心脏功能的参数,而且服用地高辛等药物时需要测量脉搏,当脉搏小于60次/分钟时,要与医生沟通,谨慎服用。

(4)监测体重变化。体重可以反映身体内有多少液体,心力衰竭的患者有水钠潴留的倾向。应每日监测体重变化,如果 2～3 天内突然增加 1.4 千克以上,要联系您的医生。

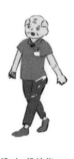

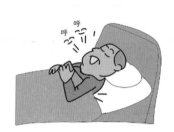

1. 感觉良好时,坚持散步,途中注意休息,饭后不要散步

2. 注意休息,保持一个好的睡眠

心力衰竭患者运动注意事项

3. 寻求医生帮助制订活动计划,并按要求执行

4. 注意生活中的节能技巧,比如坐着刮胡须,使用辅助工具,避免推拉 5 千克以上的重物等

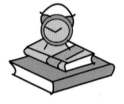

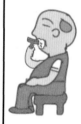

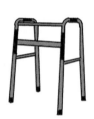

遵医嘱定期监测电解质变化,在服用新的药物时,要立即监测

心力衰竭患者电解质监测

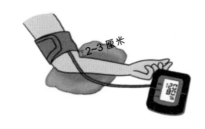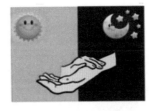

监测心率和血压,服用地高辛等药物时要养成数脉搏的习惯

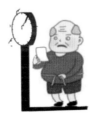

监测体重变化,如果 2~3 天内增加 1.4 千克
请联系您的医生

　　心力衰竭影响生活中的各个方面,需要在生活中注意药物治疗及生活方式的改变,这将有益于身体健康。

(四)房颤患者的自我照护

1. 认识房颤

　　心房颤动(简称房颤)是临床上最常见的心律失常之一,随着年龄增长,房颤发生率成倍增加,成为威胁老年患者健康及生活质量的一大杀手。

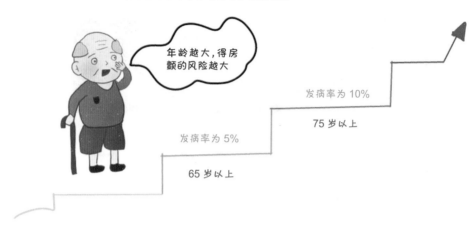

房颤的发生率

房颤就是"国王"窦房结失去了自己的权力,而它周围心房肌"造反",发生"暴乱"。

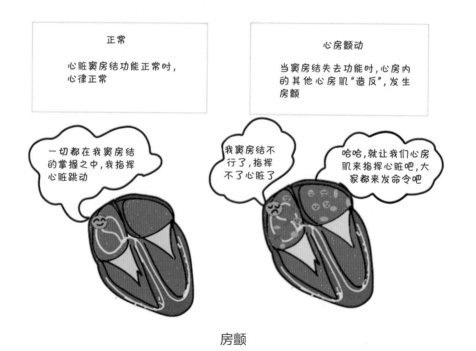

房颤

如果"暴乱"只控制在心房内,不影响心室的跳动,患者可无自觉症状。但多数患者心室跳动加快,会引起心悸、胸闷、气短等症状,当心室跳动超过 150 次 / 分钟时可诱发心绞痛或心力衰竭。

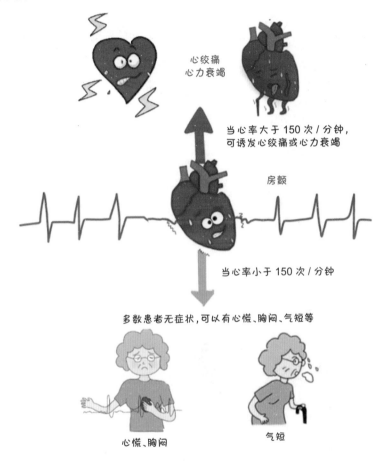

房颤的症状

2. 房颤的危害

房颤时,心房的跳动很乱,心房内的血液不能流入心室,容易在左心耳处产生血栓。血栓一旦脱落会随血流到达身体的各个部位产生栓塞,严重的会引起肺栓塞、脑栓塞等。但血栓脱落往往没有任何征兆,使房颤成为隐形的杀手。

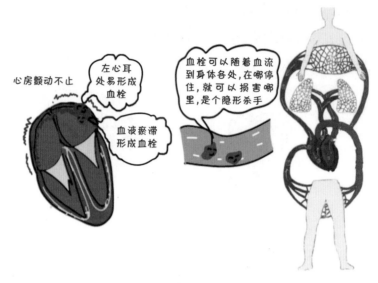

房颤与血栓

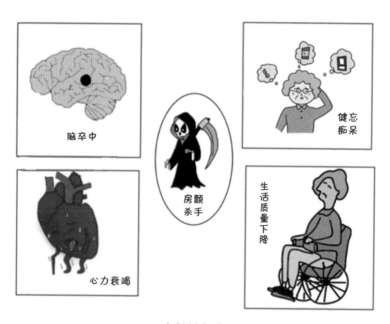

房颤的危害

　　隐形杀手让人害怕之处就是它躲在暗处，不易被人察觉。所以建议65岁以上的老年人每年进行房颤筛查。

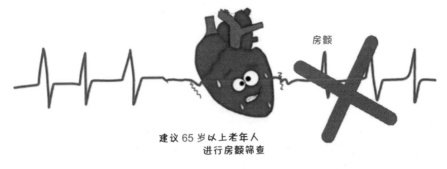

建议 65 岁以上老年人
进行房颤筛查

房颤的筛查

3. 了解房颤治疗小知识

房颤治疗的三大目标包括心律的控制、室率的控制和抗凝治疗。什么意思呢？简单地说，就是首先要恢复"国王"窦房结的权力。但如果窦房结真的是"扶不起的阿斗"，就要把"暴乱"控制在心房，不要让它影响心室的跳动。最后要把心房"暴动"的危害减到最低，不让其形成血栓。

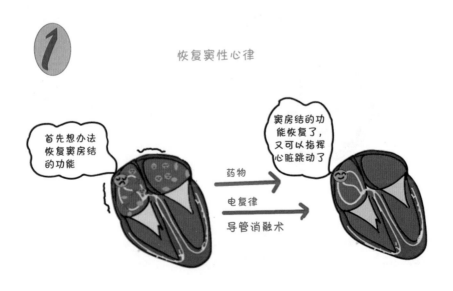

恢复窦性心律

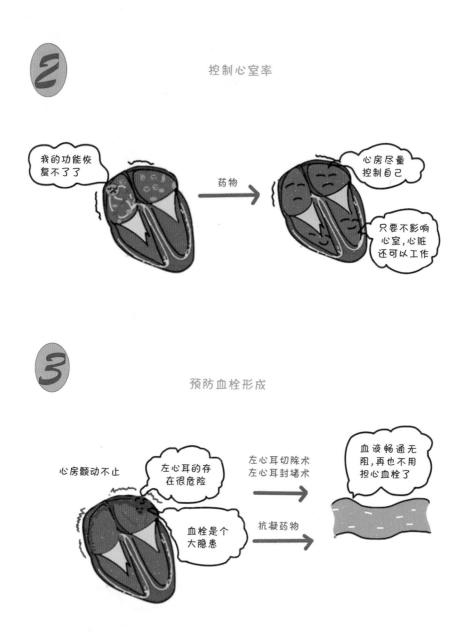

非常重要的一点：房颤患者一定要到医院接受正规治疗，并遵医嘱准确服药。养成早晚自我监测脉搏的习惯，当发现脉搏过快或不齐、强弱不等时要及时到医院就诊。

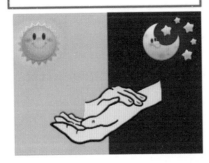

监测脉搏跳动,有无快慢不等的情况

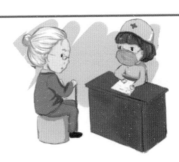

正规医院,定时复查

房颤患者的自我监测

4. 房颤患者抗凝药物使用注意事项

永久性房颤的患者为避免血栓的形成必须进行抗凝治疗。在临床上常用的药物有华法林和新型抗凝药利伐沙班等。

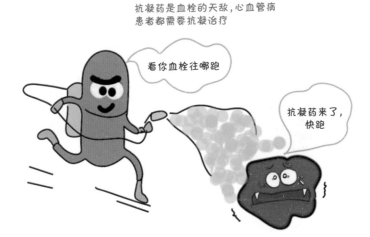

抗凝药是血栓的天敌,心血管病患者都需要抗凝治疗

看你血栓往哪跑

抗凝药来了,快跑

抗凝药物的使用过程中一定要注意观察有无副作用——出血的发生,比如牙龈出血、鼻出血、伤口不易愈合、血便、身上青紫血肿等。

一旦发现这些症状,一定要及时就医,并按时化验血常规、血凝常规等。不要因小失大,严重者有可能出现消化道出血、脑出血等危及生命的并发症。

因华法林与食物和其他药物相互作用较多,与其他药物相比,使用华法林需要更频繁地监测凝血功能。所以,在使用华法林的过程中需注意其与药物食物之间的相互作用。

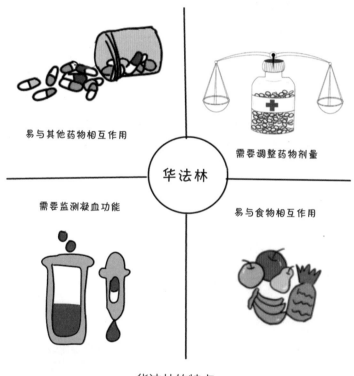

易与其他药物相互作用

需要调整药物剂量

华法林

需要监测凝血功能

易与食物相互作用

华法林的特点

药物中有增加或减弱华法林作用的,还有不能与之合用的,需要患者服药前仔细阅读说明书。

与华法林作用的食物较多,尤其是含维生素 K 较多的绿叶蔬菜,在食用过程中要多加注意。

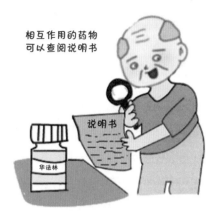

阅读药物说明书

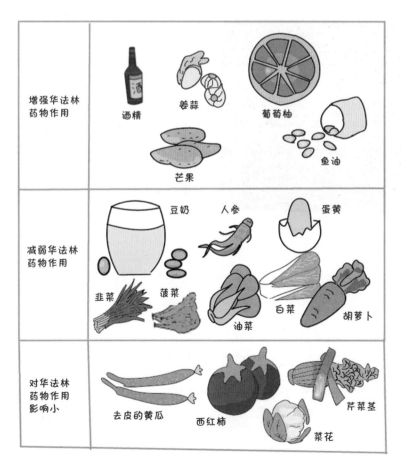

食物对华法林药物作用的影响

（五）让心重新出发——起搏器

1. 起搏器——小体积, 大能量

现在, 我们的国家强大了, 电力充足, 在城市几乎没有断电的可能。但在老人们的记忆里, 那段经常断电的日子, 肯定记忆犹新。一旦断电, 很多事情都不方便, 生活变得一团糟。心脏就像我们生命的电力, 如果电力不足, 心脏的跳动变慢, 血液运输不足, 身体就会变得一团糟, 甚至危及生命。

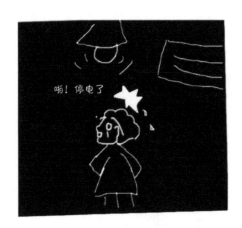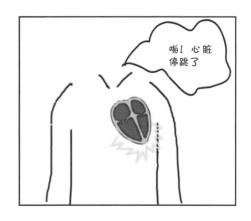

心脏停跳

当心跳变慢, 就不能泵出足够的血液, 维持身体各器官的工作, 就会出现记忆力下降、呼吸困难、疲乏、头晕、出冷汗等。

如何让心脏正常跳动, 科学家们想出了帮助心脏的好办法——起搏器。植入起搏器, 生命就多了一层保护。在您需要时, 随时待命, 别看体积小, 却能发挥巨大的能量。让我们一起来看看起搏器是如何工作的。

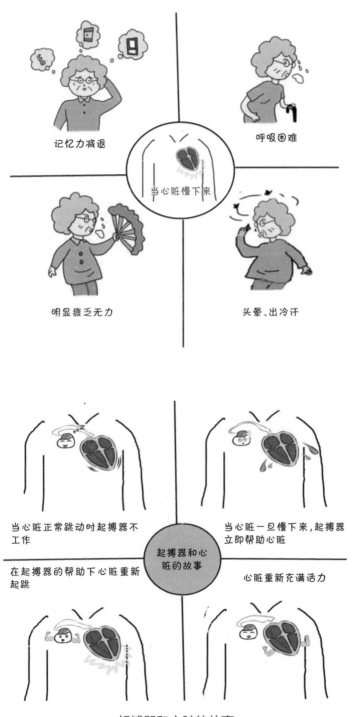

当心脏慢下来

记忆力减退

呼吸困难

明显疲乏无力

头晕、出冷汗

起搏器和心脏的故事

当心脏正常跳动时起搏器不工作

当心脏一旦慢下来,起搏器立即帮助心脏

在起搏器的帮助下心脏重新起跳

心脏重新充满活力

起搏器和心脏的故事

2. 起搏器植入术的配合要点

起搏器植入术也是介入手术的一种,患者术前的配合要点和支架植入术的配合要点大体相同,需要注意术前一定要保持起搏器植入术区无破损,保持完整无感染;准备的用品包括 1 千克左右压迫袋(两袋盐即可)及毛巾、便器等。

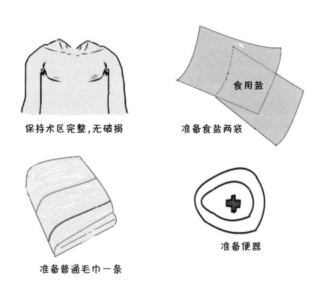

保持术区完整,无破损　　　准备食盐两袋

准备普通毛巾一条　　　准备便器

起搏器术前准备

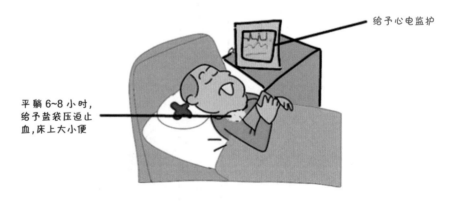

给予心电监护

平躺 6~8 小时,给予盐袋压迫止血,床上大小便

起搏器术后配合

3. 起搏器植入术后患者生活指导

安装了起搏器,会不会影响我们的生活呢? 出院后要注意什么呢? 让我们——解答。

(1)日常旅游和出行,乘车、坐飞机是没有问题的,但需随身携带起搏器识别卡,方便通过安检。

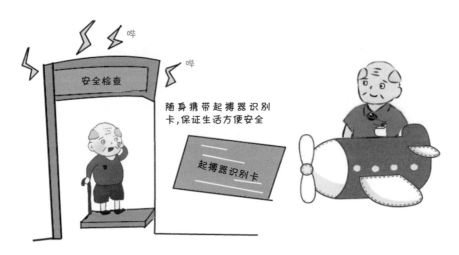

起搏器识别卡

(2)接打电话,尽量在起搏器安装对侧,最好选用耳机接听,避免手机放于起搏器上。

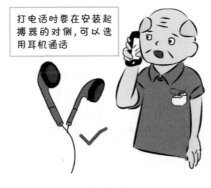

打电话

（3）家用电器都是可以使用的,要远离微波炉,1米以上距离。

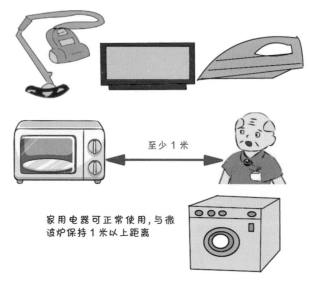

至少1米

家用电器可正常使用,与微波炉保持1米以上距离

家用电器使用

（4）雷雨天尽量不出门,远离核电厂、高压电场等。

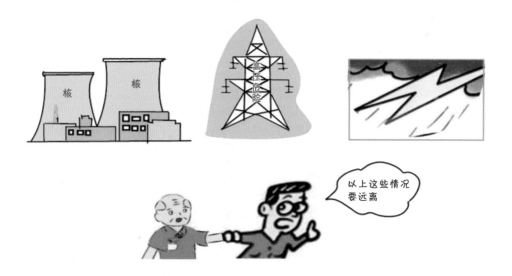

以上这些情况要远离

（5）安装起搏器后术侧手臂不能做大范围的抬伸动作，尽量避免提重物，不用术侧肢体抓握公交扶手等，注意保护起搏器。

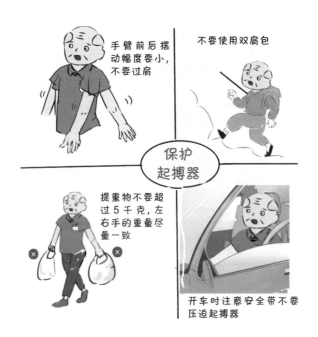

（6）安装起搏器的患者进行核磁检查前应询问医生，因为只有安装抗核磁起搏器的患者才可以做检查。尽量避免核磁检查。

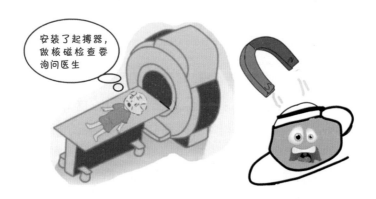

（7）学会进行脉搏监测，与医生保持联络，遇到以下情况及时就医。

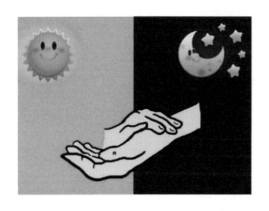 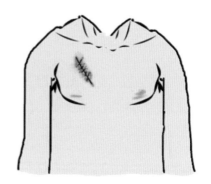

及时就医

发现脉搏数少于起搏器设定次数
安装起搏器超过 6 年，起搏次数少于心跳数的 10%
伤口发现红肿时

植入起搏器对于日常生活的影响是很小的，只要稍加注意就好了。相对于它带来的益处，这些影响都不值一提。让起搏器带领我们的心重新出发吧！

（六）振兴门庭——心脏瓣膜病患者的自我照护

1. 心脏瓣膜病的表现

随着年龄的增长，老年人心脏瓣膜的功能会逐渐下降。最常见的两种变化是狭窄和关闭不全。老年人患心脏瓣膜病之后，日常生活中会有一些表现，出现这些变化时，要及时就医，明确诊断。

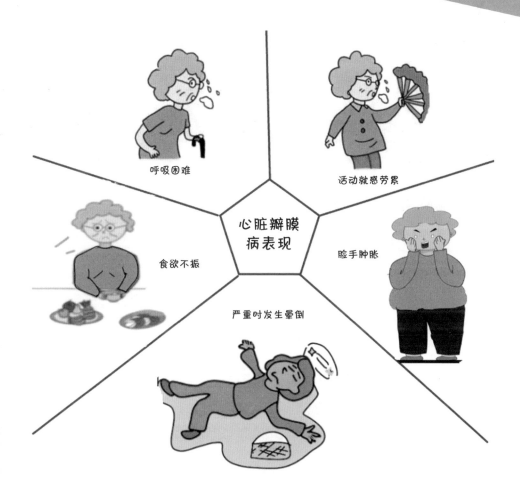

2. 心脏瓣膜病的手术治疗

心脏瓣膜病患者病情较轻的可以进行药物治疗，病情严重则要进行手术治疗。手术包括介入手术治疗和外科手术治疗。外科手术一般包括瓣膜替换术和瓣膜修补术。替换的人工瓣膜种类有机械瓣和生物瓣。

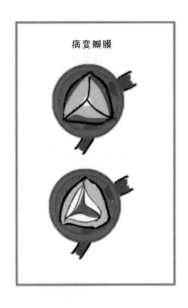

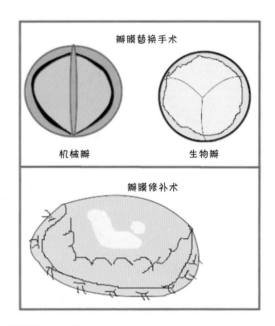

心脏瓣膜病手术

　　进行换瓣手术后需要在重症监护室（ICU）观察，在里面只有医护工作人员，没有亲属的陪伴，术前一定要做好心理准备，不恐惧，不焦虑，配合治疗。待病情平稳后再回到普通病房。

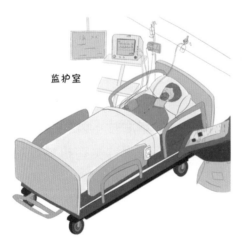

重症监护室

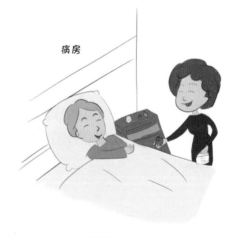

普通病房

行换瓣手术后,患者住院一周左右的注意事项:

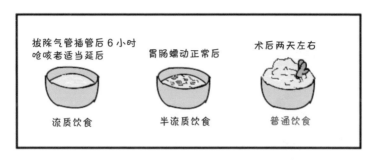

换瓣术后饮食

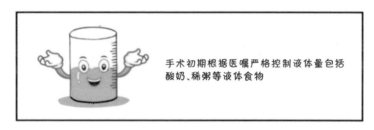

换瓣术后注意液体摄入量

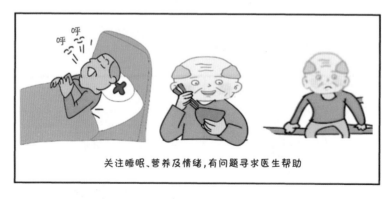

换瓣术后关注要点

3. 换瓣术后的药物监测及随访

行换瓣手术后,患者需要服用华法林抗凝,要按医嘱进行药物监测。

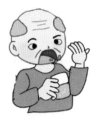

术后遵医嘱服用
华法林抗凝

INR（国际标准化比值）维持在 1.8~2.5，开始几周
需每 2~3 天抽血复查，稳定后 1~2 周复查一次

机械瓣　　　　　　生物瓣
终身抗凝　　　服用 3 个月抗凝药物

换瓣术后抗凝治疗

4. 换瓣术后患者日常生活指导

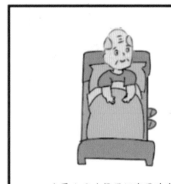 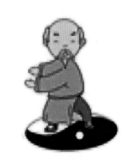

术后 1~3 个月保证充足休息　　术后 3~6 个月逐渐恢复常态活动

换瓣术后活动

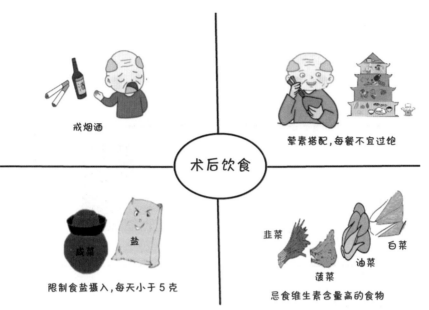

换瓣术后饮食

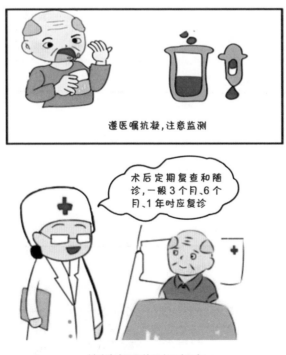

换瓣术后监测及复查

5. 留意提示病情加重的信号

行换瓣手术的患者,在日常生活中要注意观察提示病情加重的一些小信号,做到及时就医。

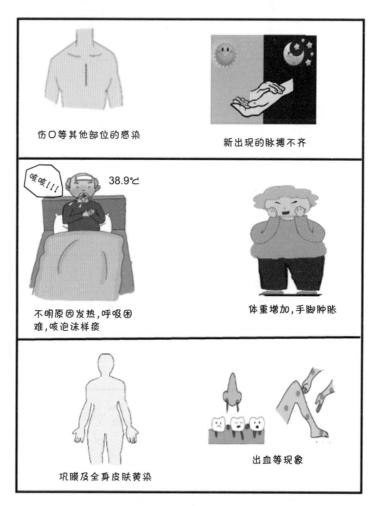

伤口等其他部位的感染

新出现的脉搏不齐

不明原因发热,呼吸困难,咳泡沫样痰

体重增加,手脚肿胀

巩膜及全身皮肤黄染

出血等现象

换瓣术后病情加重信号

生活中,老年人要关注自己的身体变化,对于身体出现的不适及变化要及时就医。但也不要过度焦虑,要相信保持良好的生活方式是老年人健康幸福生活的保障。